药食同源疗百病

吕沛宛　朱培一◎主编

温性、热性药食

全国百佳图书出版单位
中国中医药出版社
·北　京·

图书在版编目（CIP）数据

药食同源疗百病. 温性、热性药食 / 吕沛宛，朱培一主编 . —
北京：中国中医药出版社，2022.3（2022.12重印）
ISBN 978 – 7 – 5132 – 7205 – 6

Ⅰ . ①药…　Ⅱ . ①吕…②朱…　Ⅲ . ①食物养生
Ⅳ . ① R247.1

中国版本图书馆 CIP 数据核字（2021）第 201063 号

中国中医药出版社出版

北京经济技术开发区科创十三街 31 号院二区 8 号楼
邮政编码　100176
传真　010-64405721
山东华立印务有限公司印刷
各地新华书店经销

开本 880×1230　1/32　印张 6　字数 128 千字
2022 年 3 月第 1 版　2022 年 12 月第 2 次印刷
书号　ISBN 978 – 7 – 5132 – 7205 – 6

定价　48.00 元
网址　www.cptcm.com

服 务 热 线　010-64405510
购 书 热 线　010-89535836
维 权 打 假　010-64405753

微信服务号　zgzyycbs
微商城网址　https://kdt.im/LIdUGr
官 方 微 博　http://e.weibo.com/cptcm
天猫旗舰店网址　https://zgzyycbs.tmall.com

如有印装质量问题请与本社出版部联系（010-64405510）

温序

"民以食为天"，这是广泛流传于世代老百姓中间的口头语。这话说得确切，通观人类历史的进程，无论何年何代，饮食第一的位置始终是无法改变的。人类要生存、要繁衍、要昌盛，首先要解决的就是吃喝的问题。中华文明始祖燧人氏发明钻木取火，围绕的是"吃喝"，旨在提高饮食的质量；伏羲氏倡导结网捕鱼，围绕的也是"吃喝"，旨在丰富饮食的营养；神农氏亲身尝百草，围绕的还是"吃喝"，旨在改变饮食的结构。厨祖伊尹，有扎实的烹饪实践和理论研究，并将之与医药、治国理念联系在一起，成为从古至今被人敬仰的智者、贤者。

"民以食为天"的理念，除广泛的社会学意义外，在生命科学领域内也得到了深刻的阐释：由中医学祖本《黄帝内经》提出的"法于阴阳，和于术数，食饮有节，起居有常，不妄作劳，故能形与神俱，而尽终其天年，度百岁乃去"（《素问·上古天真论》）的生存法则中，第一条实质性要求就是"食饮有节"。后世医家在论述食物与药物的关系中，也多有类似的观点，如宋代陈直在《养老寿亲书》中提出的"善养病者，不如善慎疾；善治药者，不如善治食"、金元医家张子和在《儒门事亲》中提出的"养生当论食补，治病当论药攻"等，都是明证。国外的医家们也有相近的说法，如西方医学之父希波克拉底就曾经留下过"要让食物变成你的药物，而不要让药物变成你的食物"的著名格言。

同吃喝无法避免的道理一样，疾病同样是人类无法避免的现象，因此，人们在强调"民以食为天"理念的同时，也提出了"病以药为治"的理论。聪明睿智的老祖先们，将一些食物具有的防治疾病的作用和一些药物具有的食用营养作用捆绑在一起，发明了既可解决温饱问题，为生命汲取能量；又可解决疾病问题，为机体提供健康保障的双重交叉用法，这就是"药食同源"。它拓展了食物和药物原有的局限性功能、创造出"药食通用"的多元化功能模式，成为中医药学独有的特色。

因于此，历代医药学家、养生学家根据"药食同源"的理念，倡导在饮食养生中体现药物养生者比比皆是，形成了诸多行之有效的经验、撰写出不少传世流芳的著述，为后世医药学发展提供了启迪和借鉴。河南省中医院治未病中心的吕沛宛教授，长期工作在防病治病的第一线，有成功的传播中医药文化、普及中医药知识的经历，是近年来国内"药食同源"理念的积极践行者之一。她和她的团队依据国家卫健委公布的《既是食品又是药品的物品名单》，在强调方向求准、文化求本、学术求真、表述求亲的原则下，甄选出符合中医"药食同源"理论、配伍合理、操作简单可行的食养方法，编写成《药食同源疗百病》一书，对传承和创新中医"药食同源"理论、普及人民群众健康养生知识、推进健康中国建设和提高人民健康素养，无疑是有意义的好事，值得褒奖。

如何读懂、用好这本书？窃以为，以下三个方面的问题是必须要弄明白的：

第一，要解决好"药食同源"即中药与食物的关系。凡是符合药食两用标准的材料，虽然都具有药和食的双重作用，但其侧重点是不同的，放在不同的位置其用途也是有差异的。对此，《黄帝内经太素》说得明白："空腹则为食，患病则为药。"也就是说，作食，体现的是它的营养，主要作用是把肚子填饱，这就是平时说的"食养"；作药，体现的是它的药效，主要作用是用于疾病防治，也就是平时说的"食疗"。譬如药食两用的植物芹菜，若以蔬菜论，利用的主要是它的食性（性味、口感、营养成分等），普通人都可以适当食用；若把它作为降压的药物，那就要按照药物的要求（包括适应证、用法、用量、使用频率等）考虑了，而且要根据患者的病情，准确定位其担纲主角还是配角的位置。很显然，在重症高血压病人面前，利用芹菜降压的前提是"不停药"，而不是盲目"以食代药"。

第二，要了解食物选择与机体需求的关系，处理好生活中饮食物的合理调节和正常安排。要知道，任何食物和药物都不可能是包治百病的，人们对它们的需求不存在唯一性和"最好""最坏"之分，是可以在一定条件下实行自主选择、多项选择的。不分青红皂白让全民都去吃某种食物、让所有的病人都去用某种药物是不科学的，是脱离中国国情、中国人的生活习惯和中医基本思想的。一些养生宣传，一会儿说吃肉好，一会儿说吃素好，张三说红薯是最好的食物，李四说西红柿是最佳的选择，同一个问题给出若干种说法，弄得老百姓无所适从，不知道究竟该听谁的了。把简单的问题说繁了、说杂了、说乱了，不是中医养生的理念。中医的饮食金字塔是"五谷为养，五果为助，五畜为益，五菜为充，气味合而服之，以补精益气。"（《素问·脏气法时论》）其核心是一个"合"字，就是不挑食、不偏食、不嗜食的全面饮食、综合性饮食。

第三，要了解食物寒热属性与身体健康及疾病发生的关系，掌握按照体质状况和疾病的性质选取食物的基本方法，按通常的说法就是要"辨证施吃"。譬如人参是传统的名药，但绝不能乱用、滥用：有气虚症状的人用了，立时容光焕发、神气来复，效果不错，证明用对了；气盛火大的人用了，可能会出现牙痛、流鼻血、脸上长包、痔疮下血等症状，说明是不对症的。不谙食物寒、热、温、凉的属性，只以口感、味道、爱好来选择，或心血来潮，一味求补，势必会弄出毛病来。养生与进补不能画等号，身体需要补的，补就是养生；需要泻的，泻也是养生。"因人因时因地"确定个性化的养生方法，是中医不变的法宝。

概言之，"药食同源"是符合人们生活实际、生活状态的一种积极有效的健康生活理念，是实现中医"治未病"目标的一种基础方法、基本手段。按照中医"养生，就是要建立一个适合于每个人自己的良好的生活习惯"的界定，普及"药食同源"理念，正是从正常生活开始对受众普及养生科学的必修课。同时，也是推进中医传统药膳进步、促进健康产业发展的切入点和突破口，应当积极推广和组织实施。《药食同源疗百病》一书的初衷，正是朝着这目标努力的，相信在作者和读者的一起努力下，一定能把这项工作提高到一个新的高度。

是书付梓之际，写上这些话，算是对作者盛情之约的回应，且充以为序吧。

2021 年 12 月于北京

（作者系国家中医药管理局中医药文化建设与科学普及专家委员会委员、中国科协全国首席科学传播专家、中华中医药学会学术顾问）

温序

自序

2017 年中央一号文件，《中共中央、国务院关于深入推进农业供给侧结构性改革，加快培育农业农村发展新动能的若干意见》提出："加强新食品原料、药食同源食品开发和应用"，这一意见进一步促进了药食同源的相关研究。

药食同源是人们对药食关系及其应用的总结。食物和药物一样，具有四气五味、归经和升降浮沉。《素问·脏气法时论》曰："五谷为养，五果为助，五畜为益，五菜为充，气味合而服之，以补精益气"，为后世的药食同源奠定了理论基础。中医鼻祖伊尹，创制汤剂，也和他擅长运用四气五味烹调关系密切。俞慎初在《中国医学简史》一书中写道："医药学的最初萌芽就是孕生于原始人类的饮食生活之中的，这应当说是人类医药学发生和发展的一般规律。"

如何在中医理论的指导下应用食物来保健强身、预防和治疗疾病、促进机体康复以及延缓衰老，简单方便、科学规范地为老百姓普及药食同源食品，让老百姓吃好用好，对于提高人体健康素质和预防保健有着重要的意义。本书依据国家卫生健康委公布的《既是食品又是药品的物品名单》进行编写，强调专业性和通俗性结合，将每味食品分别从概述、性味功效、药食养生、注意事项四个部分进行叙述。其中药食养生部分，甄选出符合中医药食同源理论、配伍合理、操作简单可行的食养方法，并加以按语，阐明其养生理论依据。力求让读者一看就明，一听就懂，一学就会，一用就灵。也应注意食养亦须根据个人体质不同，有宜忌取舍，不可泛泛而谈。全书亦雅亦俗，易学便用。以期能帮助读者根据自身情况正确运用食膳治未病，不生病，少生病。

需要说明的是：在本书"服法用量"指导上，用量指的是一日成人用量，儿童用量应根据年龄体重大小适当减量。有些食疗方药材量大，为了尊重原作者，食材配伍量未作更改，但具体食用时仍以本书"服法用量"作指导。当身体不适，食膳三日未改善者，请及时就医。

有人说"一部河南史，半部中国史"，河南中医药文化历史悠久，光辉灿烂。本书在编写过程中，河南省卫健委中医处和河南省中医院领导高度重视，反复要求："文化作品要以满足人民群众对中医药的健康需求为出发点和落脚点，一定要写得让百姓喜欢看、看得懂、学得会，有参与感，这样才是好作品。"

中医药是中华文明的瑰宝，在中国港澳台地区有着深厚的文化认同和广泛的群众基础。长期以来，中华（澳门）发展合作促进会、中华（澳门）文化交流协会与河南中医药大学、河南省中医院共同推进豫澳中医药事业发展，多次举办豫澳中医药合作交流活动，科学普及中医药在疾病预防、治疗、康复等方面的独特优势，积极促进中医药在澳门的发展，树立文化自信。本书得以顺利出版，离不开中华（澳门）发展合作促进会、澳门森利集团梁树森先生的大力支持，在编写过程中，多次得到澳门中华文化交流协会李沛霖先生、河南中医药大学中医养生学科带头人侯江红教授的指导，在此一并致谢。本书部分图片由河南中医药大学药学院陈随清院长提供，校稿过程中得到了河南省中医院药学部黄小敏副主任药师斧正。在此也一同致谢。

感谢国家中医药管理局中医药文化建设与科学普及专家委员会委员、中国科协全国首席科学传播专家、中华中医药学会学术顾问温长路教授欣然为本书作序。

吾生有涯，而知无涯，中医学和中国食膳博大精深，编写过程中纰漏难免，敬请同道和读者友善指出，不胜感激。

本书引用书目除"概述、性味功效"外，其余一并列入正文，再次向中国历代圣贤和后世作者辑首以谢。

编者

2021 年 12 月

自序

目录

第一章 温性药食

第二章　热性药食

第一章 温性药食

丁香

百结之花

诸药所生，皆有境地。丁香为外来药物，引进年代不详，但《名医别录》已有鸡舌香（丁香）的记载。据《本草拾遗》记载：鸡舌香和丁香同种，花实丛生，其中心最大者为鸡舌香乃母丁香也。丁香因其花筒细长如钉且香故名丁香，药材多在清明节后采收，其花蕾称为公丁香，即处方中常用的丁香，其果实称为母丁香。《本草新编》云："丁香，有雌、雄之分，其实治病无分彼此。"本品以质重、粗大、香气浓烈者为上品。其干燥花蕾常呈红褐色短棒状，质重而包裹坚实，入水即沉。《齐民要术》云："鸡舌香，世以其似丁子故名丁子香。应劭为汉代侍中，年老而有口臭。帝赐鸡舌香含之，后来朝中大臣日含鸡舌香欲其奏事对答芬芳。"

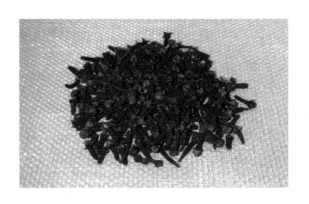

丁香，味辛，性温，入肺、胃、脾、肾经。丁香的主要功能是：温补脾肾，下气降逆。温补脾肾是指丁香具有补益脾肾阳气的作用，脾肾阳虚会出现呕吐食少、小便清长、阳痿早泄等症状。现代药理学研究认为丁香能够明显刺激胃液分泌，提高胃蛋白酶的活性，增加胃部循环血流量，从而使胃部有温暖的感觉。而丁香对于生殖系统的作用可能也是通过增加循环血流量，提高交感神经兴奋性而起到治疗作用。因此遇到过食生冷、胃中冷痛、小便清长等明显的属寒性的病症时即可加用丁香，如丁香散，配合砂仁、白术共研为末，治疗脾胃虚寒之证。

下气降逆是指丁香的成分能够抑制肌肉细胞中钙离子的内流，从而缓解平滑肌痉挛，改善呃逆症状。适用于脾胃病中表现为气机上逆的症状如呃逆、嗳气等。

1. 胃部胀痛：丁香粥 （《中国花卉保健食谱》）

配方 生姜3片，大米80g，丁香5g，红糖适量。

制法 丁香洗净，煎汁去渣，大米洗净，倒入丁香汁中，煮沸，加红糖、姜片，煮熟煮稠即可。

服法 可将上粥分为二等份，早餐、晚餐服用。

效用 理气解郁，温肾助阳，温中降逆。

养生指导 本品所用材料为日常必备之品。大米，味甘，性平，其气香甜；生姜，性温，温中散寒；红糖，味甘，具有和中缓急之功。本方煮粥后更能起到补益气血、温养脾胃的功效。对于产后、术后脾胃虚寒、身体虚弱的病人有较好的帮助。

2. 胃部冷痛、呃逆：丁香姜糖 (《保健药膳》)

配方 冰糖（或白砂糖）50g，生姜末 30g，丁香粉 5g，小磨麻油适量。

制法 将冰糖（或白砂糖）加水少许放砂锅中，文火熬化，加生姜末、丁香粉调匀，继续熬至挑起不粘手为好。另备一大搪瓷盆，涂以小磨麻油，将糖倒入摊平。稍冷后趁软切为 50 块。

服法 可将姜糖密封，置于阴凉处保存，胃部不适时酌量服用。

效用 降逆止呕。适宜于胃寒型呕吐、呃逆、胃部疼痛等证。

养生指导 本品制作简便，具有和中止呕、理气止痛之功。丁香温中止痛；生姜温中散寒，为止呕之圣药；白糖味甘，缓急止痛。三药相合，对于有慢性胃病，怯于饮冷，稍食生冷之物则呕吐、腹泻的人群，可以起到良好的辅助治疗作用。

3. 胃部冷痛：丁香茶 (《中国花茶大全》)

配方 丁香 2g，红茶 3g。

制法 用 150mL 开水泡茶饮用。

服法 可将茶水煮好，餐前适量饮用。

效用 温中、暖肾、抑菌、驱虫，同时也可健脾胃，对于牙痛有治疗作用。

养生指导 丁香中含有的丁香油具有抗菌、止痛、驱虫的作用。配合红茶一起饮用，可以起到温中健脾、止痛的作用。对于脾胃虚寒引起的呕吐、胃痛可以每日少量饮用，以助脾胃的运化功能。

1.丁香性温，有芳香气味。每次泡水喝的量为 3~5g，每天服用的量不宜超过 5g，过量饮用对人体有一定的毒性，能够引起四肢无力、呼吸困难等不适症状。

2.丁香泡水喝，要用沸水冲泡，这样有利于香气的发散，温度较低不利于丁香香气的挥发及有效成分的析出。

3.丁香的使用有一定的适宜人群，婴幼儿为纯阳之体，阳常有余，阴常不足，不适宜服用。阴虚内热的人群也不适合服用，容易引起上火症状。妊娠期妇女也不宜服用。

温阳理气

八角

八角首载于《本草品汇精要》，在日常生活中常作为调味料使用，又名八角香、大茴香、大八角等。其得名与其形状有关，因八角树的果实由几个小瓣合成星芒状，多数是八个角，故名。但其温热力较差，常用作去除肉类膻味的调料，中药处方中则常用小茴香。

《中华食材》记载有八角茴香救驾传说：相传汉高祖刘邦在一次行军中，因天热口渴，多饮山泉凉水后脘腹冷痛不止，呕逆不思食，无法带兵。有一白发老翁献上八角茴香丸，服药即愈。刘邦大喜，回都城咸阳后，立碑将八角茴香救驾之功载于其上，后被传为佳话。

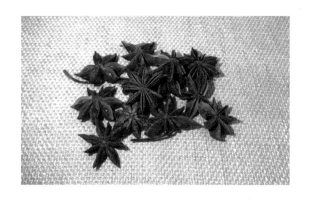

八角，味辛甘，性温，入肝、肾、脾、胃经。八角的主要功能是温阳理气。温阳即扶助人体的正气，提高机体免疫力，增加细胞的代谢活力。八角提取物茴香醚制剂，能促进骨髓细胞成熟，有明显的升高白细胞的作用。理气指提高胃肠道的蠕动能力，促进积气的排出。八角所含的主要成分是茴香油，能够刺激胃肠道，促进消化液的分泌，增强胃肠道的蠕动作用，有助于排出体内的积气，所以有健胃、行气的功效。对于食少、腹胀、胃寒冷痛等表现为中焦气滞的疾病可以加减应用，对于虚寒性的疾病亦可运用，但较小茴香温热力差，临床多不选用。

药食养生

1. 腰部酸痛：八角茴香鸡蛋 （《从美味中吃出健康》）

配方 八角茴香 5g，鸡蛋 2 个，食盐 3g。

制法 八角茴香洗净，加少许水煎出 150mL 汁液；鸡蛋煮熟，去壳，用筷子戳 3~5 个洞，放入药汁中煮 5 分钟，加入适量食盐即可。

服法 可于早餐时服用。

效用 温补肾阳。对于肾阳虚衰引起的腰痛、疝气有一定的治疗效果。

养生指导 本品有温肾散寒之功，对于常自觉腰部酸软、困重、冷痛的病人，经常自觉腹部怕冷、怯于饮冷的病人，可每日服用，具有一定的效果。

2. 食欲不振、水肿：茴香鲫鱼汤 （《实用药膳》）

配方 八角茴香 30g，鲫鱼 4 条（每条约 250g），植物油 50mL，盐 5g，姜 5g，蒜 5g，葱 5g，味精 10g，胡椒粉 5g，料酒 20mL，清水 2500mL。

制法 鲫鱼去鳃、鳞和内脏，洗净，先用盐、料酒、姜、葱腌制入味，10 分钟后入油锅炸至金黄色捞起；姜、蒜切片；炒锅置火上，下油加热，下姜、蒜、葱，炒香，掺清汤，放鲫鱼、味精、胡椒粉，茴香煮沸撇去浮沫，适量食用即可。

服法 将上汤分二等份，分别于早晚饭前各一份，吃鱼喝汤。

效用 健脾利水。适用于脾虚水肿。

养生指导 鲫鱼，味甘平，开胃调气、生津、利水消疮；八角，味辛甘，温阳理气。二物入水同煮，可增强温补之力，对于体虚劳倦、术后康复、肾小球肾炎引起的凹陷性水肿之人皆可作为药膳服用。

注意事项

1. 八角中含有莽草酸，多食八角茴香会产生视力受损的副作用，不宜短期大量使用，每天应以 10g 为上限。

2. 八角性温，阴虚内热的人应慎服，多食容易上火。

3. 八角茴香适宜寒邪致肌肉痉挛疼痛者、白细胞减少症患者食用，可以增强免疫力。

小茴香作为药物首载于《药性论》，为伞形科多年生草本植物茴香的成熟果实，广泛应用于各种卤制食品的制作，能够去除肉类的膻气，使之重新添香，故名茴香。为了区别于大茴香——八角，因此叫作小茴香。其干燥的果实呈圆柱形，两端尖，外表黄绿色，散发出浓郁的芳香气息。

《生活中的中医药2》记载一个故事：相传清末时，俄国一富商米哈伊洛夫来中国游玩，突发疝气疼痛，西医束手无策。随行之人推荐一老中医，用中药小茴香一两，研成粗末，让米哈伊洛夫用二两浙江绍兴黄酒送服，大约过了二十分钟，他的疝痛奇迹般地减轻，并很快消失。得知自己的疼痛是被小茴香治好，米哈伊洛夫大呼神奇，此事一时也被传为佳话。

疗疝止痛

小茴香

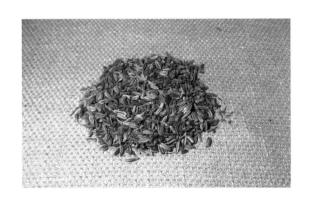

功效 | 性味

小茴香，味辛，性温，入肝、肾、脾、胃经。茴香的主要功能是温阳理气止痛。《黄帝内经》云："阳气者，若天与日，失其所则折寿而不彰。"温阳指提高机体脏腑机能，包括增强细胞活力、加快体内各种生物酶的活性。理气止痛指增强胃肠道神经血管的分泌功能，增加消化液的分泌，促进胃肠道的蠕动，缓解平滑肌痉挛，从而表现出行气、止痛的功效。茴香种子丙酮提取物表现出雌激素样的活性，其提取物水溶性类黄酮则表现出抗突变和良好的 DNA 修复能力，这些能力与中医的肾阳联系密切，可以治疗肾阳虚衰引起的腹痛、疝痛等生殖系统疾病。

养生 | 药食

1. 胃痛呕吐：小茴香粥 《保健药膳》

配方 炒小茴香 20g，粳米 100g。

制法 小茴香放入纱布袋内，加水先煮 30 分钟，再入洗净的粳米，加适量水煮粥至熟后去纱布袋。

服法 可将上粥分为二等份，早餐、晚餐时温服。

效用 本品可行气止痛，健脾开胃。适用于腹痛寒疝、胃寒呕吐等证。

养生指导 本品适宜于胃部酸痛、大肠疝气、睾丸肿胀偏坠，以及脘腹冷痛、呕吐食少、慢性胃炎等证。脾主运化，胃主受纳，脾胃阳虚，运化失常，则胃寒呕吐、脘腹胀满。肾阳为一身阳气之根，肾阳亏虚，固摄无力，则出现寒性疝气。法宜温阳理气，小茴香性温，善温补阳气；粳米性甘平，益胃生津。二者合用，故成温阳止痛之方。对于疝气、腹痛发作，兼有全身畏寒怕冷、神疲体倦的病家较适合。

2. 胃部胀痛：茴香枳壳散 (《食用本草》)

配方 小茴香 30g，枳壳 15g。

制法 上两味微炒研末，每次服 6g，温开水送下。

服法 可将上散等分为数包，阴凉处存放，胃部不适时温水送服。

效用 本品具有行气、止痛、散结的功效。适用于肝胃气滞，脘腹胁下胀痛之证。

养生指导 本品功专理气止痛，适用于胁肋胀痛、胃脘部胀满不适等证。小茴香温阳理气；枳壳宽胸理气，行滞消积。二者合用可加大理气消滞的功效，适用于各种肝胃不和引起的气滞、疼痛等证。

3. 胃部冷痛，食欲不振：茴香豆 (《营养家常菜》)

配方 小茴香 6g，鲜豌豆 300g。

制法 鲜豌豆、小茴香加清水煮至熟软，加盐、味精拌匀，原汤泡至冷却即可。

服法 可在胃部不适时少量服用。

效用 温胃健脾。可作餐后零食，用于胃寒、纳差等证。

养生指导 本品取材简单，制作方便。小茴香温阳理气；豌豆味甘，性平，具有补益中气、调和营卫、止泻痢的功效。二者合用可以温胃健脾，对于胃脘部冷痛、食欲欠佳之人可少量服用。

注意事项

1. 阴虚火旺之人禁服。

2. 小茴香每日食用量不宜超过 10g，食用过多会造成视力下降、视物模糊。

温中止呃

刀豆

刀豆首载于《救荒本草》，为豆科植物刀豆的成熟种子，又名挟剑豆、刀豆子、大戈豆、马刀豆等。别名多以其形状特点来命名，李时珍《本草纲目》刀豆释名曰："以荚形命名也。荚生横斜，如人挟剑。即此豆也。"刀豆不仅是一种常用的理气药，经过适当的烹饪，更是餐桌上的美食。

《讲故事学中药》中记载：易祓，湖南名士，南宋中后期著名学者。传说易祓一直在太学读书十年未回家，他的妻子曾经寄给他一首词来呵责他：

一剪梅

染泪修书寄彦章。贪做前廊，忘却回廊。功名成遂不还乡。石做心肠，铁做心肠。

红日三竿懒画妆。虚度韶光，瘦损容光，不知何日得成双。羞对鸳鸯，懒对鸳鸯。

于是，易祓快快回到家中，宋孝宗淳熙十二年，终于获得殿试机会。因为高兴紧张，

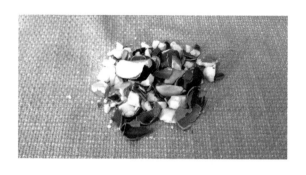

他居然呃声连连，全家束手无策，邻居有位大娘见了，遂从家中菜园摘了把外形似刀的豆荚煮汤喂他，居然止住了。第二天上殿，易袯对答如流，殿试第一。

性味功效

刀豆，味甘，性温，无毒，归胃、肾经。刀豆的主要功能是温中下气止呃。刀豆主要作为理气药使用，应用于虚寒性呃逆、呕吐、胃痛、腰痛之证。现代药理研究证明刀豆能够促进心功能不全的恢复，具有一定的抗肿瘤和抗病毒作用。但对于其温补胃、肾作用原理研究甚少，可能是通过增强交感神经的兴奋，促进胃、肾脏器的血流量，从而使人体产生一种热的感觉。刀豆温补脾胃时常配伍附子、干姜使用，增强温补之力，下气止呃时常配伍丁香、生姜使用。

药食养生

1. 呃逆、咳喘：刀豆蜂蜜水 (《中国食疗大全》)

配方 刀豆 25g，蜂蜜 5g。

制法 刀豆子入清水煮熟去渣，加入蜂蜜调匀后即可服用，每日 3 次分服。

服法 可将上汁分三等份，于早、中、晚餐前服用。

效用 本品可散寒、止咳、定喘。适用于小儿百日咳、老年痰多咳喘之证。

养生指导 本品中刀豆温中，降气；蜂蜜补中缓急，润肺止咳。胃中冷痛、呃逆、咳喘、痰多属脾肺功能较差，不能温化痰液，肺气虚不能敛降则上逆作咳，法宜温阳、降气、定喘。二药相合温中、散寒、降逆，适用于虚寒性咳喘、痰多、胃脘冷痛不适等证。

2. 胃寒呕吐、呃逆：生姜刀豆饮 《保健药膳》

配方 柿蒂5个，刀豆子20g，生姜3片，红糖适量。

制法 将柿蒂、刀豆子（切碎）、生姜加水同煮，去渣，加红糖即成。

服法 可将上汤分为二等份，早、晚餐前服用。

效用 本品具有温中降逆之功。适用于虚寒呃逆、胃寒呕吐等证。

养生指导 本品善治虚寒性呃逆、呕吐之证。上述症状皆为脾胃虚寒，中焦枢轴转运不力，气机上逆所致。治宜温中降逆，柿蒂、刀豆皆可降逆气，生姜温中止呕，三药相合切中病机，胃部冷痛，兼有呃逆、呕吐之人可服用。

3. 腰部冷痛：刀豆猪腰片 《重庆草药》

配方 刀豆20粒，猪肾一个，荷叶一片。

制法 先将猪腰子切成两半洗净，然后把刀豆放入其内，再将两半腰子合拢，外用荷叶包裹，入炭灰中煨熟猪腰子，取出刀豆，将猪腰子切片装盘即可。

服法 晚饭前食用，根据腰痛轻重，一周食2~3次。

效用 本品具有补肾健腰之功。适用于肾虚腰膝酸软、疼痛活动不利患者。

养生指导 本品善疗腰部冷痛沉重、转侧不利之证。猪肾味甘、咸、平，功专入肾，略能补肾气、利水，作用平和；刀豆亦有温补下元之功。两物合用，可温补肾气，对于治疗腰部冷痛兼有酸软无力、阳痿早泄的病人，具有一定的功效。

1.阴虚内热者忌服。

2.烹调刀豆要充分加热、彻底炒熟后才能食用，否则存在中毒的危险。中毒主要表现为恶心、呕吐、腹泻、腹痛、头晕、头痛等。

3.刀豆虽已纳入《既是食品又是药品的物品名录》，但其性温，仍不宜大量服用。过量服用1~2小时内可出现恶心、呕吐症状，严重者会出现心率加快、昏迷等。

山楂

化食消癥

本品以"山楂"之名载于本草，始见于《本草纲目》，在此之前多以其他名称载入，如：赤爪实、羊球、鼠楂。其是蔷薇科植物山楂或野山楂的果实，在秋季果实成熟后采摘。采摘后立即切成薄片，晒干。山楂成熟时漫山遍野的红色，所以也称为红果。

《健康人生快乐百年》载："山楂做成的最有名的食物要数冰糖葫芦了，这本是北方的特产，晶莹剔透的糖膜里映着红宝石样的鲜果，最是好吃、好玩啦。"其由来还有这样一段故事：据传南宋绍熙年间，宋光宗最宠爱的妃子病了，面黄肌瘦、不思饮食，御医遍用名贵药材不见效。于是皇帝张榜招医，一位江湖郎中应召而来，把脉后说道：只要将山楂与红糖煎熬，饭前吃五到十枚，半月后病准好。后来病果然好了，这种酸脆香甜的蘸糖山楂传入民间，就成了我们常吃的冰糖葫芦。

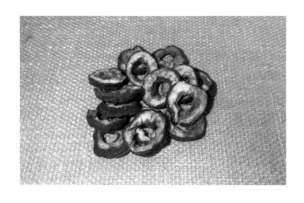

山楂，味甘酸，性温。其主要的功能是消食积，散瘀滞。消食积是指山楂中所含的脂肪酸能促进脂肪消化，并增加胃消化酶的分泌，从而促进胃肠道的蠕动和食物的分解吸收。散瘀滞是指其提取物既能抗血小板聚集，加快血液的流动速度，又可降血脂，抗动脉粥样硬化。其降低血清胆固醇及甘油三酯的功效，可能是通过提高血清中高密度胆固醇浓度、增加胆固醇的排泄而实现的。《本草纲目》云："山楂，化饮食，消肉积，癥瘕，痰饮痞满吞酸，滞血胀痛。"

1. 食积便秘：山楂木耳菜粥 （《一味中药通便灵》）

配方 山楂 20g，木耳菜 10g，大米 100g，青菜 20g，冰糖适量。

制法 大米洗净，用清水浸泡；山楂洗净；木耳菜洗净后切丝；青菜洗净备用。锅置火上，注入清水，放入大米煮至七成熟，放入山楂煮至粥将成，放入冰糖、木耳菜、青菜稍煮片刻，加冰糖调味即可。

服法 将上粥分二等份，早晚餐时服用。

效用 本品可以健脾消食，促进消化。适用于肝气郁结引起的气滞、消化不良、食欲不振、便秘等证。

养生指导 本品为消食化积、补益脾胃之良品。山楂为消食积之主药；木耳菜滑肠通便，清热利湿；大米甘养脾胃。三材合用既可消食积而不伤正，可用于湿热、肝郁引起的积滞之证。《本草求真》云："山楂，所谓健脾者，因其脾有食积，用此酸咸之味，以为消磨，俾食行而痰消，气破而泄化，谓之为健。"山楂善消肉积，食肉多引起脾胃积滞的患者可每日食用。

2. 食积腹胀、高血压：山楂粥 （《护眼本草》）

配方 生山楂 30~40g（鲜品 60g），粳米 60g，赤砂糖 10g。

制法 将山楂入砂锅内，放入适量清水，煎取浓汁，去渣，加入粳米，补加适量水，煮成粥，最后加入砂糖。

服法 将上粥分二等份，早晚餐时食用。

效用 本品具有消食健脾、降血压、降血脂的功效。适用于肥胖、高血压、高血脂慢性病人群，餐后少服可降压、降脂。

养生指导 山楂具有降压、降脂作用，但山楂多服易伤中气，故配伍粳米补脾益气，生津润肺。白糖和中缓急，三物合用辅助特定人群的降压、降脂要求。

3. 头晕目昏：菊楂决明饮 （《药膳食谱集锦》）

配方 生山楂片 15g，菊花 3g，决明子 15g。

制法 三味放入保温杯内，以沸水泡闷半小时，代茶饮，可反复冲泡。

服法 不拘时间，随时可代茶饮。

效用 本品清肝平肝，活血明目，降压降脂。适用于肝阳上亢引起的头目眩晕、烦躁易怒、视物昏花等证。

养生指导 肝阳上亢引起的头痛、头晕不适，兼有烦躁易怒、舌红、苔黄腻，法宜清肝降火。方中菊花清肝明目，清热解毒；决明子清热明目，润肠通便；山楂消积、散瘀。三药合用，可以对肝阳上亢引起的头晕、视物昏花起到一定的治疗作用。另外，本方还具有降压、降脂、散瘀滞的作用。

事|注
项|意

1. 孕妇忌服山楂。山楂可使子宫收缩，孕妇吃了容易流产，所以要忌服。

2. 脾胃虚弱者不要多吃。山楂是一种较酸的食物，内含大量果酸，吃多了会引起胃酸过多，对脾胃虚弱者不利。

3. 生山楂不可与人参同服。清·严洁等《得配本草》："山楂，服人参者忌之。"山楂吃多了会伤中气，所以，中气不足、脾胃虚弱的人，尤其是食用人参等补气药的要慎食，以防止其减消人参的补气作用。

4. 低血压、低血脂者要少吃。因为山楂有较明显的降血压、降血脂的功效，过服反而影响健康。

5. 吃山楂后要及时漱口。由于山楂的酸性大，对牙齿不好，食后应及时漱口。特别是对于儿童和牙齿不好的人，少吃为妙。

6. 海鲜不能和山楂一起吃。山楂中的鞣酸会和海鲜中所含有的蛋白质相互作用，从而使蛋白质凝固，引起胃肠诸多不适。

蝮蛇

蝮蛇始载于《本草经集注》，在《本草纲目》中被收于鳞部第四十三卷，其属有鳞目蝮蛇科动物蝮蛇去除内脏后的全体。李时珍《本草纲目》释名曰："按王介甫字说云：'蝮，触之则复：其害人也，人亦复之，故谓之蝮。'"

《本草经集注》载："蛇，黄黑色如土，白斑，黄颔尖口，毒最烈。"东晋医药学家葛洪《抱朴子》称："蛇类最多，惟蝮中人甚急。但即时以刀割去疮肉投于地，其肉沸如火炙，须臾焦尽，人乃得活。"《博物志》载："蝮蛇秋月毒盛，无所螫，啮草木以泄其气，草木即死。樵彩，设为此草木所伤刺者，亦杀人。"连蝮蛇咬过的草木都能毒死人，可见其毒性之强。过去如果被毒蛇咬了，为保命只能赶紧将被咬部位割掉，使毒液不能攻心。

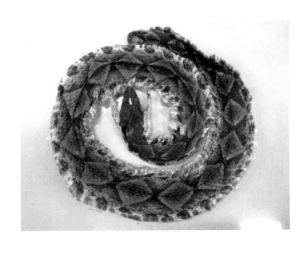

蝮蛇，味甘，性温，有毒，入心、肝、肾经。其主要的功能是：祛风通络，攻毒定惊。祛风通络是指疏散风邪，化瘀通络。风分内风、外风，外风宜散，内风宜息。蝮蛇对内、外风均有效，适用于风湿痹痛、麻风、瘰疬、疮疖、疥癣、痔疾等各种风邪引起的疾病。攻毒定惊是指蝮蛇能够消散毒邪，镇静安神。现代药理研究发现，蝮蛇具有抗炎作用，能刺激脾脏和腹腔巨噬细胞吞噬功能，且有一定的镇痛作用。《本草纲目》云："治破伤中风，大风恶疾。"作为动物类药物，蝮蛇搜风剔邪能力强，可用于各种瘰疬、恶疮、皮肤顽疾。

药食养生

1. 遗尿：蝮蛇丁香散 (《新本草纲目》)

配方 蝮蛇 3.7g，丁香 0.7g。

制法 上两味研磨成粉，7~15 岁每服 1.85g，15 岁以上每服 3.7g。

服法 睡前白米汤送服。

效用 本品温补脾肾之气，缩尿止遗。适用于儿童肾气不固引起的尿频、遗尿等疾病。

养生指导 小儿遗尿多因肾气不足，固摄无力而致病。现代医学认为小儿膀胱括约肌无力收缩，逼尿肌一遇刺激，则无力制止。丁香温补肾阳，蝮蛇祛风、通络、定惊。两药相合可增强逼尿肌的肌肉收缩力，抑制神经兴奋性，从而缓解遗尿症状。

2. 风湿痹痛：蝮蛇当归酒

(《〈黄帝内经〉和〈本草纲目〉中的中药养生全典》)

配方 蝮蛇1条，川芎30g，当归12g。

制法 将当归、川芎洗净，加入到500mL52度白酒中，装入玻璃瓶备用。密封浸泡数月，过滤饮用。

服法 每日2~3次，每次饮用5~10mL。

效用 本品能活血、祛风除湿。适用于风湿痹痛、关节炎、骨质增生等疾病。

养生指导 蝮蛇祛风通络，攻毒定惊。当归、川芎组成佛手散，活血行气。单用蝮蛇需慎用于阴虚患者，如有五心烦热、夜间盗汗、舌红等症者应慎用。三药合用可补其不足，滋阴祛风，通络止痛。可应用于各种原因引起的风湿性关节疾病，具有关节疼痛、怕冷、麻木等症者可少量服用。蝮蛇有毒，不可长期大量服用。

 注意事项

1. 阴虚血亏者慎服。

2. 由于本品有毒，一般不宜内服，孕妇禁服。

3. 经期禁服，因其有毒，可使经量增多。

黄芪，始载于《神农本草经》，奉为上品。《本草纲目》记载黄芪："黄芪色黄，为补药之长，故名。"历代中医本草均有记载，是一种应用较为广泛的名贵中草药。黄芪又可分为生黄芪和炙黄芪，仅经过采收、洗净、晾干、切段者为生黄芪，没有其他药物炮制的过程，药效偏于走人体的表层。炙黄芪为生黄芪用蜜炙后而成，药效偏于走人体的里层，偏于温补。

关于黄芪有一个流传甚广的传说，清朝的时候，有一位老者非常善良，姓戴。他长相瘦高，脸色较黄，所以大家就叫他"黄耆"。他精通针灸，为人谦和，很有礼貌，很厚道，喜欢帮助别人。有一次这个老人在救助一个坠崖的小孩时不幸身亡，后来，人们为了纪念这位老人，就把长在老人坟墓边的一种味道有点甜，可以补气、止汗、消肿的一味草药叫作黄芪，在民间，这种草药救了很多的病者，从此流传开来。(《养生之道》2021 年 02 期)

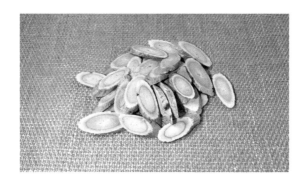

性味｜功效

　　黄芪，性微温，味甘，归脾、肺经。黄芪主要功效是补气固表，利尿，托毒排脓，生肌。补气固表是指黄芪具有固护人体卫气的作用，可用于人体卫表虚弱，不能固涩水液，水液外出之证，如自汗证、手脚易汗出、虚劳怕风等情况。利尿是指黄芪有使人体水液向下走、到达膀胱从小便而出的作用，用于气虚型的水肿，通过利尿而达到消肿的作用。托毒排脓、生肌是指黄芪可以使伤口收敛生长肌肉，用于外科因为气虚伤口久久不能愈合者。

养生｜药食

1. 体质虚弱、浮肿：黄芪鲤鱼汤 《中国食疗大全》

配方 黄芪 30g，鲤鱼 1 条。

制法 鲤鱼剖腹去鳃和内脏后洗净，一同和黄芪放入砂锅内，加水同煮，熟后调味食用。

服法 将上品分别于早晚饭前各食用一次，饮汤食肉。

效用 本品有益气利水的功效。适用于产后体虚、营养不良、肾炎浮肿者。

养生指导 本品名为黄芪鲤鱼汤，黄芪补气利水，鲤鱼健脾和胃，二者同用具有补气利水的功效。对于水肿、乏力、食欲不佳、怕风、免疫力低下的症状有很好的改善作用。

2. 久病体虚：黄芪当归乌鸡汤

配方 乌鸡肉 250g，黄芪 20g，当归 20g。

制法 乌鸡肉洗净切块，当归、黄芪一同放入砂锅内，加水适量，文火煮熟后调味食用。

服法 将上品分别于早晚饭前各食用一次，饮汤食肉。

效用 本品有补气养血、固肾调精之功效。

养生指导 本品名为黄芪当归乌鸡汤，为补益气血、滋补肝肾较为有名的药食养生汤，对于长期调摄不当，久病失于调治，气血不足，肝肾亏虚者，此汤为佳品。本汤以黄芪、当归补气养血，参以乌鸡肉入肝肾二经，滋补肝肾，共奏补气养血、滋补肝肾之效。适用于心悸心慌，失眠多梦，唇舌色淡，面色萎黄，气短乏力，自汗，月经量少的人群。

3. 虚劳自汗：黄芪乳鸽汤

配方 黄芪30g，乳鸽1只。

制法 乳鸽一只，去内脏洗净，黄芪30g放入乳鸽内，加水同煮，熟后调味食用。

服法 饭前食用，饮汤食肉。

效用 本品有补肝益肾、益气补血之功效。

养生指导 本品名为黄芪乳鸽汤，黄芪补气，乳鸽补肝益肾，二者合用，具有补肝壮肾、益气补血之功效。用于身体虚弱，咳喘日久，气短神疲，不耐劳累，易汗出的人群。

事项｜注意

1. 阴虚火热容易上火的人不宜服用。黄芪性温，具有温补作用，所以不适合阴虚火热容易上火的人。

2. 感冒发热的患者不宜食用黄芪。

山茱萸

收敛固脱

山茱萸肉，最早见于《神农本草经》，奉为上品。在《新型冠状病毒肺炎诊疗方案（试行篇第三版至第七版）》中医治疗中，对临床治疗期（确诊病例）中危重型内闭外脱证，推荐处方使用中药人参、黑顺片、山茱萸等。

《名医别录》言其"温中，下气，出汗，强阴，益精，安五脏，通九窍，止小便利。久服明目，强力，长年"。由此可知，山茱萸与参附汤同用，可助参附汤回阳救逆固脱，且山茱萸可收敛元气，散邪祛寒湿，促使新冠肺炎危重型病情好转痊愈。（《家庭医学》2020 年 10 期）

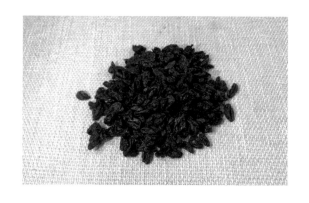

山萸肉，味酸、涩，性微温，其主要功能是补益肝肾，涩精止汗。

补益肝肾是指山茱萸能很好地缓解肝肾不足导致的腰酸遗精、头晕目眩、阳痿等症状。涩精止汗指山茱萸具有固涩肾精及汗液的作用，使肾精和汗液不外泄。

1. 亚健康乏力、自汗：山萸肉山药薏仁粥

配方 山萸肉 10g，山药、炒薏苡仁适量。

制法 将山萸肉、山药、薏苡仁一同放入锅内，添加适量水煮熟即可食用。

服法 将上述食材煮粥，分别于早晚饭前各食用一次，忌冷饮。

效用 本品有补肾、健脾燥湿的功效。适用于脾肾两虚的人群。

养生指导 山萸肉补肾兼有收敛的作用，山药补气，薏苡仁健脾祛湿，三药合用能够补脾肾兼祛湿。对于经常感到乏力，不耐劳累、自汗、泄泻的人群尤为合适。

2. 虚劳病：山萸肉粥

配方 山萸肉 15g，粳米 60g，红糖适量。

制法 先将山萸肉洗净，与粳米同入锅内煮粥，待粥熟时加入红糖即可食用。

服法 早晚饭前当粥喝。

效用 本品有补益肝肾、涩精敛汗的功效。

养生指导 山萸肉有补肾涩精的作用，粳米可以扶助正气，红糖调味。红糖味甜山萸肉味酸，酸甘化阴，可以补充人体的阴液。适用于肝肾不足之头晕目眩、耳鸣腰酸、遗精、遗尿、虚汗不止、肾虚带下、小便频数的人群。

3. 遗精多汗：山萸肉固精核桃汤

配方 山萸肉 30g，五味子 10g，核桃 30g，冰糖 10g。

制法 山萸肉、五味子、核桃洗净后，倒入砂锅内，加入适量水煮至沸腾，小火再煮 20 分钟即可食用，食用前加入冰糖。

服法 晚饭前服用。

效用 本品有补肝肾、涩精止汗的作用。

养生指导 山萸肉补肾涩精；五味子收敛固涩，补肾宁心；核桃健脑益智；冰糖与山萸肉、五味子酸甘化阴。适用于老年人神经衰弱、遗精、小便次数多的情况。

注意事项

1. 湿热体质，小便淋涩的人群不宜使用。
2. 外感的人群不宜使用。

杜仲叶为杜仲的叶子，杜仲最早见于《神农本草经》，被奉为上品。宋代《本草图经》记载杜仲"初生嫩叶可食"，指出杜仲叶可以食用。明代李时珍《本草纲目》中记载"杜仲嫩叶可食""久服，轻身耐老"。清代《广群芳谱》中记载"杜仲嫩叶可食"。杜仲叶的药理作用与杜仲皮相似，《中华人民共和国药典》2005年版（一部）开始收载杜仲叶。

杜仲的传说：从前在四川峨眉山区，有一个靠伐薪烧炭谋生的山民，他名叫杜仲。杜仲由于常年的劳累导致腰腿疼痛，在家卧床休息。有一天一个乞丐拄着一根木棍倒在杜仲家的草屋门口，杜仲强挣扎着下床查看，发现乞丐是因为饥饿过度导致的昏倒，杜仲拿出仅有的几把米为他熬粥吃，老人醒来后十分感谢，临走时把手中的木棍交给杜仲说："剥皮煎汤当茶喝，七天服完。"说完乞丐就走了。杜仲将木棍剥皮煎茶汤，服用七天后腰腿疼痛果然好了，而且觉得年轻力壮了

杜仲叶 | 补肝肾，降压

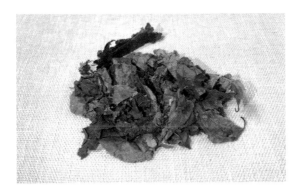

许多。因他经常伐木烧炭，熟悉各种树木，不久便在山上找到了这种树。后来他碰到腰酸腿软没有力气的人，便叫他用这种树皮煎茶水喝，想不到竟是给一个，好一个，从此他就出了名。其实他也不知这是一种什么树什么药，后来的人就以杜仲的人名为名，"杜仲"药名由此而来。（《药膳食疗研究》1999 年 02 期）

功效｜性味

杜仲叶，味微辛、性温，归肝、肾经。杜仲叶主要具有补肝肾、强筋骨、降血压的功效。补肝肾，强筋骨是指杜仲可增强人体的免疫功能。有腰膝酸软，易于疲劳，不耐劳累者可用杜仲叶。杜仲叶还有降血压的功效，高血压的人群可以食用杜仲叶保健。

养生｜药食

1. 降血压：杜仲茶 （《简单除病的中药植物》）

配方 杜仲叶 10~15g。

制法 取适量杜仲叶，用开水冲泡后即可饮用。

服法 每日分别于早、中、晚饭后半个小时服用一次。

效用 本品有补肝肾、降高血压的功效。适用于肝肾亏虚所致的腰膝酸软、不耐劳累及高血压人群。

养生指导 杜仲叶与杜仲皮的功效基本相同，据现代研究杜仲叶降压效果较杜仲皮更好，所以杜仲叶更适合于肝肾亏虚型的高血压患者。

2. 腰痛：杜仲煨猪腰 （《本草权度》）

配方 杜仲20g，猪腰1个。

制法 猪肾剖开，去筋膜，洗净，用花椒、盐腌渍，杜仲研末，纳入猪肾，用荷叶裹，煨熟食。

服法 每日晚饭前服用。

效用 本品有滋补肝肾、强筋骨的功效。适用于中老年人肾虚腰酸、腰痛，小便频数的人群。

养生指导 杜仲叶与杜仲皮功效相同，具有补肝肾、强筋骨的作用，与猪腰合用对于中老年人肾虚腰酸、腰痛，小便频数的人群有调理作用。

3. 腰疼阳痿：杜仲羊肾汤

配方 杜仲20g，枸杞子10g，羊肾1个。

制法 羊肾清洗干净，切成块，与杜仲、枸杞子一块放入锅内，加适量水，用小火炖40分钟左右，放调料调味即可。

服法 晚饭前服用，饮汤吃肉。

效用 本品有温补脾肾、强壮腰膝的功效。适用于中老年畏寒怕冷、尿频、腰冷痛、性功能减退的人群。

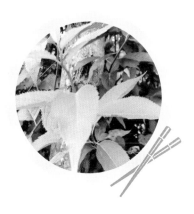

养生指导 羊肾补肾壮阳，杜仲补肝肾，壮筋骨，两者合用具有暖脾肾的作用，尤其适合中老年虚寒体质的人群。杜仲羊肾汤是

对于中老年虚寒体质所致的畏寒怕冷、尿频、腰冷痛、性功能减退，杜仲羊肾汤是调理的理想食物。

 注意事项

1. 阴虚火旺者慎用。
2. 对本品过敏者慎用。

大枣作为药物被记载最早见于《神农本草经》，列为上品。大枣具有香甜气味，在《齐民要术》所论的 42 种果品中，枣居首位，在民间被誉为"百果之王"。大枣因加工的不同，而有红枣、黑枣之分。入药一般以红枣为主，多于秋季果实成熟时采收，晒干，生用。

红枣也叫作大枣，自然成熟后的大枣，晒干即可入药，大枣在我国很多地方都能生长，种植较易。

黑枣是鲜枣的干制品，是用新鲜的枣在棉籽油和松岩水中煮熟后，再用烟熏烤而成的。味道爽美，营养极高，含有大量的糖类以及各种维生素。

文天祥与大枣：文天祥（1236—1283），初名云孙，字天祥，后改字宋瑞，又字履善，号文山，声陵（今吉安县）人，南宋杰出的民族英雄和爱国诗人。位于北京府学胡同 63 号院内，有一颗大枣树，据说是南宋民族英雄文天祥亲

百果之王

大枣

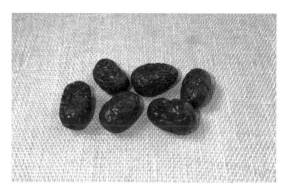

手种植的，如今仍是枝繁叶茂，果实累累。放眼望去，这棵枣树的树枝枝干向南倾斜，传说是表示文天祥"臣心一片磁针石，不指南方不肯休"的誓言，怀念南方故国的精神。

性味 功效

大枣，味甘，性温，归脾、胃、心经。主要功能是补中益气、养血安神。补中益气是指大枣性味甘温，能补脾益气，适用于脾气虚弱、消瘦、倦怠乏力、便溏等证。养血安神是指本品能养心安神，为治疗心血失养，心神无主脏躁的要药。本品单用有效，如《证治准绳》治脏躁自悲自哭自笑，以红枣烧存性，米饮调下。因此证多与心阴不足，心火亢盛有关，且往往心气亦不足，故常与浮小麦、甘草配伍，如甘麦大枣汤（《金匮要略》）。此外，大枣还有保护胃气、缓和药物毒性之效，如十枣汤（《伤寒论》）。现代药理学研究证明，大枣具有增强肌力、增加体重、增加消化液分泌、纠正胃肠病损、保护肝脏、镇静催眠作用。

养生 药食

1. 失眠：红枣葱白汤 （《中国食疗大全》）

配方 红枣 20 枚，葱白 7 根。

制法 将红枣洗净，用水泡发，煮 20 分钟，再将葱白洗净加入，连续用文火煮 10 分钟即可食用。

服法 睡前半小时服用。

效用 本品有补益心脾、养血安神的功效。适用于多梦易醒、醒后难以入睡、心悸、乏力等人群。

养生指导 大枣甘温养脾和胃，益气生津，葱白通心阳，两者合用可直达病灶，补而不壅滞，是心血失养的首选食疗方。

2. 脏躁：甘麦大枣汤 （《金匮要略》）

配方 甘草9g，陈小麦30g，大枣10枚。

制法 将甘草、小麦、大枣放入砂锅内，添加适量的水浸泡1小时，浸泡后大火烧至沸腾，沸腾后改为小火煎煮30分钟即可。

服法 睡前半小时服用。

效用 本品有养心安神的作用。适用于围绝经期综合症，表现为心情烦躁、悲伤欲哭、烘热汗出的人群。

养生指导 大枣益气和中，小麦收敛，甘草补益心气，诸药合用，对于以精神恍惚、悲伤欲哭、烘热症状为主的人群尤为适宜。

3. 贫血：糯米红枣粥

配方 糯米100g，红枣30g，黑豆30g，红糖适量。

制法 上三味，洗净煮成粥，加红糖适量。

服法 每日分别于早晚饭前半小时服用。

效用 本品有补气养血的作用。适用于妊娠期贫血，表现为面色萎黄或苍白、心悸的人群。

养生指导 糯米甘温，补中益气；大枣甘温养脾和胃，益气生津；黑豆健脾。脾胃为生血之源，故妊娠贫血孕妇可以此粥为食。

注意事项

1. 痰浊偏盛，腹部胀满，舌苔厚腻，肥胖病者忌多食常食。

2. 急性肝炎湿热内盛者忌食。

3. 糖尿病患者切忌多食。

高良姜

高良姜，最早见于《名医别录》，列为中品，又称"小良姜""风姜""膏凉姜"，为姜科多年生草本植物高良姜的根茎。因产于古高良郡（今广东湛江、茂名一带），故得此名。《名医别录》卷二载："高良姜，大温，主治暴冷，胃中冷逆，霍乱腹痛。"梁·陶弘景《本草经集注》记载："出高良郡，人腹痛不止，但嚼食亦效。形气与杜若相似，而叶如山姜。"历代中医本草均有收载，高良姜作为"十大南药"之一，为一种应用广泛的中药。本品以粗壮、坚实、红棕色、味香辣者为佳。

《本草图经》曰："高良姜，旧不载所出州土，陶隐居云：出高良郡，今岭南诸州及黔、蜀皆有之，内郡虽有而不堪入药。春生，茎、叶如姜苗而大，高一二尺许。花红紫色如山姜。二月、三月采根，曝干。古方亦单用，治忽心中恶，口吐清水者，取根如骰子块，含之，咽津后逡巡即瘥。若臭亦含咽，更加草豆蔻同为末，煎汤常饮之佳。"

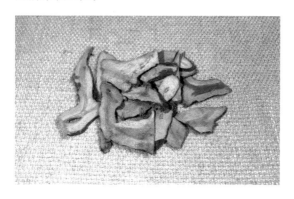

性味｜功效

高良姜，味辛，大温，归脾、胃经。高良姜的主要功能是散寒止痛、温中止呕。高良姜具有散寒止痛之功，是治疗脾胃虚寒的常用药，为千古名方"良附丸"的君药，可以温中暖胃，散寒止痛，寒气得去，脾胃得以温和，则中焦气机得畅，推动全身血液循环，增强抵抗力。现代研究认为本品有抗菌、助消化的作用，临床对腹部冷痛、胀满及胃寒呕吐等有较好疗效。

养生｜药食

1. 虚劳羸瘦：高良姜粥（《太平圣惠方》）

配方 高良姜 150g，羊脊骨 1 具（锤碎）。

制法 以水 2000mL，煮 2 味，取 1000mL，去骨等，每取汁 500mL，用米 40g，入葱、椒、盐作粥食之；或以面煮馄做羹并得。

服法 温服，日进一剂，早、晚各服粥一次。

效用 温胃散寒，补中益气。主要用于脾胃冷气，虚劳羸瘦，不能下食。

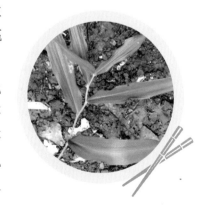

养生指导 本方为温补中焦的代表方。长期虚羸少气，食欲不佳，导致脾胃虚寒，气机得不到运化，久则耗气，出现少气懒言、乏力等症状。方中高良姜温中散寒，羊脊骨补益且散寒，又可强壮筋骨。虚劳一证，有脏腑之别，本方适用于中焦虚寒引起的一系列虚劳羸瘦之证。

2. 霍乱吐痢：高良姜饮 (《圣济总录》)

配方 高良姜 250g，米酒过滤得清者 1000mL。

制法 火炙令焦香，每用 250g 打破，以酒 1000mL，煮取三四沸。

服法 温服，宜饭后半小时口服，日进一剂，早、晚各服药一次。

效用 温中散寒，截痢止痛。适用于脾胃虚寒、霍乱吐痢、呃逆、口吐清水、肠鸣腹泻等。

养生指导 本方为止泻良方，方中高良姜温中散寒，加上白酒性温，煎煮温化之后其性更加强烈，两者均有温中之效。酒可以促进血液循环，同时还可以祛湿、疏通筋脉、止泻。本方适用于脾胃虚寒引起的腹泻、霍乱。

3. 呕吐：高良姜酒 (《普济方》)

配方 高良姜 70g，藿香 50g，黄酒 500mL。

制法 先将高良姜用火炙出焦香，打碎，藿香切碎，置砂锅中，加入黄酒，煮沸至 3~4 沸，过滤去渣即成。

服法 温服，饭前饭后半小时均可，每次服 15~20mL。早、晚各服药一次。

效用 暖胃散寒，芳香化浊。主要用于胃脘腹部疼痛，胃寒呕吐，嗳气吞酸。

养生指导 方中用大剂量高良姜温中散寒，藿香为芳香化浊之药，和中止呕，特别是对湿浊中阻导致脘部痞闷、少食呕吐疗效较好，加上黄酒性温，可活血祛寒，通经活络，调畅气机。三者结合具有暖胃散寒、芳香化浊之效，适用于中焦湿浊、脾胃虚寒引起的恶心、呕吐。

4. 胃脘痛、痛经：高良姜大枣饮 （《秘验单方》）

配方 高良姜 9g，香附 9g，大枣 9g。

制法 上药加水适量煎煮，连煎 2 次，取药汁 200mL。

服法 温服，饭前饭后半小时均可，日进一剂，早、晚各服药一次。

效用 散寒，行气，止痛。适用于寒邪客胃之慢性浅表性胃炎胃脘痛者。

养生指导 高良姜温中散寒，香附疏肝理气，调经止痛，红枣具有补益气血、缓和药性之效，又可护卫人体正气，调和胃肠。三者结合脾胃得以温和，脾胃为气血生化之源，脾胃健，气血足，气机调，诸症自消。适用于脾胃虚寒、肝气郁结导致的胃脘痛及女子因肝郁导致的痛经、月经不调等。

注意事项

1. 阴虚火旺有热者忌服。
2. 伤暑霍乱，火热作泻，心虚作痛者禁服。
3. 肝胃火盛，腹痛呕逆者忌用。
4. 胃燥津枯者忌用。
5. 高血压、痔疮或孕妇等人群也不适合食用高良姜。

黄芥子始载于《名医别录》，又称"芥子""青菜子"。历代中医本草均有收载，为一种应用广泛的中药。中医理论认为其作用为润肺豁痰，消肿止痛。药典所载"芥子"，包括白芥子、黄芥子。

白芥子：为十字花科植物白芥的种子，《本草纲目》载："白芥子，辛温入肺，气微，味辛辣。北产者良。"华北、东北等北方地区药用，习惯用白芥子。

黄芥子：为十字花科植物芥的成熟种子，气微，味极辛辣。研碎加水浸湿后，有特异辛烈臭气。华东地区入药习惯用黄芥子，其功效与白芥子相似，但白芥子祛痰平喘的功效要比黄芥子好，所以如果要用黄芥子代替白芥子时应加量使用。

黄芥子的古代诗词应用记载如下：

蜀芥由来子不同，豁痰利气最多功。

涎流可向皮膜散，支满能从胸膈通。

卒中飞尸诚易辟，初生脓毒岂难攻。

狂风大雪须防护，性脆须知莳必工。

（《中医知识》）

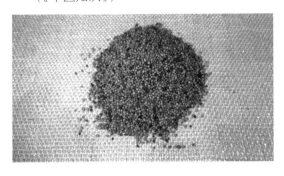

性味|功效

黄芥子，性温，味辛，归肺经。黄芥子的主要功能是温肺化痰，止咳平喘，消肿散结。黄芥子具有抗菌作用，可以在不同程度上抑制真菌；同时对肺系系统具有扩血管、消炎、平喘的功能，可以用于治疗如咳嗽、痰多、胸痞、食少等痰壅气逆食滞之证。

药食|养生

1. 寒痰咳嗽：黄芥子酒 (《上品药膳房》)

【配方】黄芥子 750g，白酒 1500mL。

【制法】黄芥子捣为细末，装入绢袋中，扎紧，浸酒中 7 日即可。饮完后可加酒再次浸泡。

【服法】温服，饭前半小时，每日空腹服 2 次，每服 10~15mL。

【效用】温化寒痰。肺寒咳嗽、气喘者饮用颇佳。

【养生指导】方中黄芥子性味辛温，可以利气豁痰，温中散寒，白酒为辅，辛温走窜之性通达，对于寒性咳嗽、气喘者可谓药食之佳方。

2. 面神经麻痹：黄芥子面 (《实用医学杂志》1988 年 03 期)

【配方】黄芥子 250g。

【制法】用药碾碾成粉面过筛即可。

【用法】使用时用 95% 酒精调成糊状，放在纱布上涂匀后敷于患处，用胶布固定；24 小时换药 1 次，3~5 次一个疗程。

效用 温通经络，豁痰利气，消肿止痛。

养生指导 黄芥子辛温通达，既能搜刮痰浊，又能温通经络，还能促进局部血液循环，因此对于外感风寒之邪或痰浊阻络导致的面瘫效佳。当然，肢体其他部位感受风寒之邪出现经脉痹阻不通也可以用此方法辅助治疗。注意：①治疗期间必须避风，适当休息，少说话、少笑；②因芥子面对皮肤有刺激性，容易起水疱，如起水疱应立即停用；③阴虚火旺者请在医师指导下使用。

 注意事项

1.肺虚咳嗽及阴虚火旺者忌服。
2.过量使用，则会造成头晕、泄气和伤精的情况发生。

紫苏子

紫苏子原名苏，始载于梁代的《名医别录》，列为中品，"主下气，降寒中，其子尤良。"陶弘景曰："叶下紫色，其气甚香，其无紫色不香似荏者，名野苏，不堪用。"紫苏其叶、茎、种子皆可入药，是中国的传统中药，南北均产。白露前后枝叶茂盛花序刚长出来时采收，置通风处阴干，然后将叶子采下。紫苏茎叶清香扑鼻，嫩叶可生食、作汤或煎炒。我国食用紫苏的历史相当悠久，明代李时珍说："紫苏嫩时有叶，和蔬茹之，或盐及梅卤作菹食甚香，夏月做熟汤饮之。"

紫苏子的古记载与传说如下：

明代有一个名医叫韩天爵，有一天有位读书人来请韩天爵为他的父亲看病。老人年纪大了，咳嗽，气不顺，而且有痰。这是老人常见的问题，所以，韩天爵并不想就病开方，而是让读书人去菜园子里采紫苏的种子，把种子熬成汤后，甘美可口，而且性味平和。苏子能宣畅气机，降

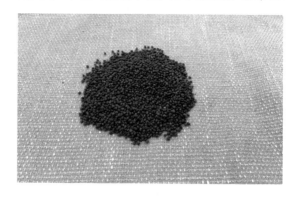

上逆之气，平咳喘。苏子是植物的种子，种子都有油性，能滋润，且种子的性质都是往下降的，能通便。这样把老人的吃喝拉撒以及平时可能有的一些小毛病全管了。老人才喝这个药汤 2 剂，果然有效，咳嗽、咳痰症状明显减轻。(《生活中的中医药》)

紫苏子：味辛，性温，归肺经。紫苏子的主要功能是降气消痰，止咳平喘，润肠通便。据古代医书《本草汇》记载，苏子散气甚捷，最能清利上下诸气，定喘痰有功，并能通二便，除风寒湿痹。若气虚而胸满者，不可用也，或同补剂兼施亦可。故痰壅气逆时，就可考虑紫苏子。古方"三子养亲汤"就是运用紫苏子降气消痰的作用治疗痰壅气逆。现代药理研究苏子有降血脂、降血压作用，还有防腐、抗氧化、抗癌、抑菌作用。如治疗痰壅气逆之证，表现为胸中满闷，咳嗽气喘，呕吐反胃，肠燥便秘，食少胸痞，舌苔白腻，脉滑等症。无论男女老少，皆可用之，尤以老年人为宜。

1. 气血虚胃痛：紫苏子粥 (《民间方》)

配方 紫苏子 10g，大米 150g。

制法 将紫苏子、大米分别淘洗干净后一同放入锅内，加入适量清水；用武火烧沸，再用文火煮 40 分钟即成。

服法 温服，每日两次、三次均可。

效用 暖脾胃，补气血。适用于慢性胃炎，对气血虚、胃痛效果尤佳。

养生指导 紫苏子味辛，性温，归肺、胃、大肠经，质润和降，具有温中开胃，宽肠润便之效；大米性温，为补益脾胃之品，具有补中益气，健脾养胃之效。两者合用，和五脏，通血脉，脾胃得以调和，则气机畅通，通而不痛。

2. 小儿久咳：苏子散 《滇南本草》

配方 苏子5g，杏仁5g（去皮、尖）。

制法 白滚水送下。

服法 温服，饭前饭后半小时均可，日两次或三次均可。

效用 下气清痰，润肺平喘。适用于小儿久咳，喉内痰声如拉锯者。

养生指导 紫苏子具有降气消痰、润肺止咳平喘之功效，杏仁也有止咳平喘之效，两者均属于种子之类，具有下降之性。久咳容易痰滞肺中，肺具有宣发肃降之性，将其浊气下沉，清气得以升发，共奏降气消痰平喘之功，可谓既简又验之方。

注意事项

1. 肺虚咳喘、气虚、表虚、脾虚滑泄、阴虚、肾虚咳喘者不宜服用。

2. 紫苏禁止过量使用，因为紫苏中也含有大量的草酸，如果过量服紫苏，这些草酸在人体内遇到微量元素钙和锌等物质后，会生成人体不能吸收的草酸钙与草酸锌，会影响人体对这些微量元素的吸收，而且会损伤人体神经和消化系统功能。

3. 服用紫苏子期间，忌食鲤鱼。

乌梅入药始载于《神农本草经》，列为中品，原作"梅实"。"乌梅"之名，最早见于《本草经集注》，又名梅实、黑梅、熏梅、桔梅肉（《中华本草》），为蔷薇科植物梅树的果实，其果实生的时候为青色，成熟之后为红色，夏季果实成熟后采摘，采用低温烘干后闷至颜色变黑，故称为乌梅。乌梅以个大肉厚、外皮乌黑、完整不破裂露核、柔润味极酸者为最佳。乌梅宜放置于通风干燥处贮藏，如果遇到霉变，轻者日晒或烘烤，重者可隔水蒸 30~60 分钟，晒干后放入干净无水的器具内即可。

关于乌梅还流传着很多有趣的故事：

1.《三国演义》中记载：曹军行军途中，天气炎热似火，人人口渴欲饮，但却久久找不到水源。曹操见状心生一计，大声叫道："前面有一大片梅林，梅子酸甜可口，可以解渴。"士兵们听了，纷纷流出口水。大家为了早点吃到梅子，加快了步伐，大军很快找到了水源。这就

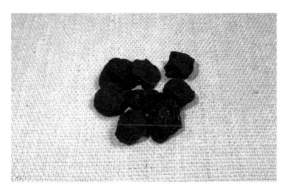

是著名的"望梅止渴"的故事。

2.《医说》记载，曾鲁公下痢便血数月未见好转，太医均没有好办法，陈应之认为"血得酸收敛，得塞则止，得苦则涩"，于是将梅肉与盐水一同研烂，合入腊茶，加入醋调服，一剂而安。大丞梁庄肃公也曾患下痢便血，陈应之也是用乌梅、胡黄连、灶心土各等份为末，用茶水调服，效果也不错。

🐟 性味 功效

乌梅，味酸涩，性温平，无毒，归肝、脾、肺、大肠经。乌梅的主要功能是敛肺止咳，涩肠止泻，生津止渴，安蛔止痛。乌梅味酸，酸性收敛，《本草经疏》："酸能敛虚火，化津液，固肠脱，所以主之也。"故乌梅具有敛肺、涩肠、生津等功效，用于肺虚久咳、久痢久泻。乌梅对多种肠道致病菌有抑制作用，如痢疾杆菌、大肠杆菌、伤寒杆菌、副伤寒杆菌等，从而治疗各种急慢性肠炎引起的腹痛、泄泻等疾病，同时乌梅对蛔虫活动有明显限制作用。

🌿 养生 药食

1. 久痢久咳：乌梅粥《中华上品药材养生大全》

配方 乌梅 12g，粳米 100g，冰糖适量。

制法 将乌梅煎取浓汁、去渣，入粳米煮粥。

服法 粥熟后加冰糖适量，融化即可食用。

效用 敛肺止咳，涩肠止泻，止血，生津。本品适用于久泻、久咳，伴口干、不思饮食者。

养生指导 乌梅味酸收敛，研究发现其水煎剂对葡萄球菌、枯草杆菌、肺炎球菌及大肠、绿脓、痢疾和副伤寒杆菌、霍乱弧菌有抑制作用。久病必损伤脾胃，加入粳米煮粥可顾护脾胃，促进气血生化。此方可用于肺虚久咳、久痢久泻、便血、虚热消渴、蛔厥呕吐腹痛、胆道蛔虫症等。

2. 夏季腹泻：姜茶乌梅饮 （《世医得效方》）

配方 生姜 10g，乌梅肉 30g，绿茶 6g，红糖适量。

制法 生姜、乌梅肉洗净，加入清水中煎汁。

服法 用煎好的汤汁泡茶，加入适量红糖饮用。

效用 生津，止痢，温中。

养生指导 生姜性味辛、微温，有发汗解表、温中止呕、温肺止咳、解毒的作用，所以日常我们伤食呕吐之时，或者进食鱼蟹等水产时，通常会放上一些姜末、姜汁。乌梅味酸涩，性平，其酸涩之性可以敛气敛汗，生津止渴，止泻止血，和胃，可用于汗出过多、心神涣散、心慌不安、食欲不振者。绿茶可解腻消食。此茶饮可用于夏季各种饮食不洁或不节引起的腹泻、痢疾。

3. 暑热口渴：酸梅汤 （《家庭医药》2015 年 06 期）

配方 乌梅 30g，生山楂 30g，甘草、陈皮、桂花各 5g，玫瑰茄 2朵，水 3000mL，冰糖适量。

制法 ①将乌梅、山楂、甘草、玫瑰茄清洗后放入准备好的清水中浸泡 20~30 分钟；②浸泡好后放入锅内一起煮至水冒泡时放入陈皮，煮沸后小火再煮 30 分钟；③30 分钟后，放入桂花煮 3 分钟，根据自己口味放入适量冰糖。

服法 煎好的酸梅汤放凉后饮用，可在夏季代茶饮。

效用 敛肺止咳，行气散瘀，除烦安神，解暑，生津止渴。

养生指导 该汤是夏季消暑解渴常用保健饮品。有降暑、解热、解渴的功效，不仅可以舒缓夏天的烦躁心情，还可以除烦安神，生津止渴。儿童不宜多饮。

 注意事项

1. 多食会损坏牙齿，引发胃酸过多。

2. 感冒发热，咳嗽多痰，胸膈痞闷之人忌食。

3. 肠炎、细菌性痢疾初期不宜吃乌梅。

4.《随息居饮食谱》："多食损齿，生痰助火，凡痰嗽、疳膨、癖积、胀满、外感未清、女子天癸未行，及妇女经期、产前产后、痧痘后并忌之。"

木瓜，作药名始载于《名医别录》，素有"百益果王"之称。为蔷薇科灌木贴梗海棠的成熟果实。我们所说的木瓜有两大类，包括蔷薇科木瓜属植物木瓜和热带水果番木瓜科木瓜。

蔷薇科木瓜属植物木瓜：本属植物有木瓜、皱皮木瓜等，是原产于中国的温带木本植物，果实可供食用、药用，花可供观赏，以产于安徽宣城（古称宣州）者为佳，故称其为"宣木瓜"。我国传统文化中所提到的木瓜即为本品，如《诗经》中"投我以木瓜，报之以琼琚"。

热带水果番木瓜科木瓜：为番木瓜科番木瓜属植物，因其产于热带美洲，后传入中国，其外形与中国木瓜相似，我国自古将国外称番地、番邦，故名"番木瓜"。国内主要产于广东、海南、台湾等地，食用、药用均可，但不供观赏。

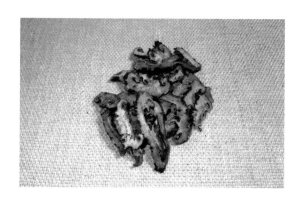

以下是古代医书中关于木瓜的记载：

1. 宋代许叔微《普济本事方》记载：安徽广德顾安中患脚气水肿，乘船回家，无意中将两脚放在麻袋上，下船时脚气水肿愈。问袋装何物，曰木瓜。于是顾安中回家买来木瓜装入袋中治疗脚气，后痊愈，不复发。

2. 清代汪昂《本草备要》中记载：一辽国船只途经金陵，船员们购数百颗木瓜置于舟中，不久全船人因解不出小便而痛苦不堪，治以通利药亦不能奏效，遂请郑奠一（清代名医，安徽歙县人）上船诊治。郑闻到船上四面皆木瓜香，笑谓诸人曰："搬去此物，溺即出矣。"船员们遵从医生的话，将木瓜尽投江中，癃闭不药而愈。《本草纲目》上也有明确的记载，多食或长期食用木瓜都可引起癃闭，书上没有说明癃闭原因，现代药理研究表明这种现象和木瓜的木瓜酵素的浓度有关，木瓜酵素能影响雌、雄激素的水平，严重者会导致尿路闭塞，小便不通。

性味功效

木瓜，味酸，性温，入肝、脾经。主要功效为平肝和胃，祛湿舒筋，通乳。木瓜中的木瓜蛋白酶，可分解脂肪、消化蛋白质，有利于人体对食物的消化和吸收，故有健脾消食之功；又味酸入肝，能舒筋通络，常用于治疗呕吐、腹痛转筋、泄泻、脚气湿痹、筋挛足痿。《本草纲目》指出：木瓜所治霍乱、吐利转筋、脚气，都以脾胃病为主，而非肝病。根据五行生克规律，脾胃虚弱则肝木盛，故用酸温之木瓜健脾胃以平肝。另外木瓜可刺激女性黄体激素的分泌，促进乳腺发育，其中的凝乳酶有通乳的功效，可用于缺乳的产妇。

1. 产妇乳汁缺少：木瓜鱼尾汤 （《中国药典》）

配方 鲜木瓜 50g，草鱼尾 200g，盐 5g，生姜 3 片，油 1 汤匙。

制法 木瓜去核、去皮、切块备用；起油锅，放入姜片，煎香鱼尾；将木瓜放入锅内，加入约 700mL 水烧开；将煎香的鱼尾倒入木瓜汤中一起用文火煲 30 分钟左右，下盐调味，即可食用。

服法 汤煲好后可喝汤，汤中木瓜和鱼尾也可食用。

效用 本品有补脾健胃、通经下乳的功效。适用于产妇乳汁不通。

养生指导 产后气血亏虚，气虚运化无力，则会出现食欲不振、乳汁不足之证。草鱼尾味甘，性温，入肝胃经，能补脾益气，暖胃和中，配以木瓜煲汤，则有通乳健胃之功效，最适合因营养不良而致乳汁缺少的产妇食用。

2. 腰膝疼痛：木瓜汤 （《饮膳正要》）

配方 鲜木瓜 50g，羊肉 250g，回回豆子 100g，草果 5 颗。

制法 木瓜切片，羊肉洗净切块，回回豆子捣碎去皮。将羊肉和草果加入 2000mL 水中熬成汤，滤干水，下入熟回回豆子、木瓜搅拌均匀。

服法 加入砂糖、盐少许，调和即可食用。

效用 本品有补中、顺气的作用。用治腰膝疼痛，脚气不仁。

养生指导 此养生方简便易行，且作用良多。木瓜味酸入肝经，能益筋和血，舒筋活络，祛湿除痹，还可化湿和胃。《名医别录》载木瓜"主治湿痹邪气……转筋不止"。羊肉性温味甘，入脾、肾经，可以补气血、助肾阳。草果味辛，性热，归脾、胃经，具有燥湿散寒、除痰截疟的作用。回回豆又名鹰嘴豆，甘，平，入肺、胃二经，生津止渴，治多饮，多食，多尿，身体消瘦等证。合用可用于治疗寒湿克脾所致脘腹冷痛、胀满，得热或进温热食物则舒，口中黏腻，食欲减退，嗳气吞酸，恶心呕吐，泄泻，倦怠嗜睡等症状，也可用于治疗腰膝关节酸重疼痛和脚气水肿。运用时要注意本品适用于寒湿诸证，因均为温热性质食物，故不能用于热象明显的疾病。

3. 青木瓜汁 《五代中医家传食疗治百病》

配方 青木瓜1个。

制法 青木瓜去皮去籽，切块，加入适量清水打成汁。

服法 将打好的木瓜汁过滤后饮用。

效用 有健脾消积、消食和胃等功效。主治慢性胃炎、胃溃疡引起的胃脘痞满胀痛、消化不良等病证。

养生指导 青木瓜是番木瓜的未成熟果实，味甘，性微寒。《本草纲目》记载其"主心痛"（古人称心痛多指胃痛）。青木瓜富有多种营养素，其中木瓜蛋白酶具有消炎止痛、利胆、促进胰液分泌等功效，可以保护胃黏膜、促进胃肠道对食物的消化吸收。另外要注意，对木瓜过敏或胃寒者慎用。

注意事项

1. 孕妇不能吃木瓜，因为木瓜会引起子宫收缩。

2. 小便不利患者食用木瓜会加重病情。

3. 过敏体质者谨慎食用。

白芷，现代一般认为始载于《神农本草经》，又名"薜""芷""芳香""苻蓠""泽芬""白茝""香白芷"。其实"白芷"一词最早见于屈原的诗歌《离骚》，但并未注明是否药用。但早于《神农本草经》成书的《五十二病方》（公元前168年）已明确提出白芷治痈。

白芷为伞形科植物禹白芷、兴安白芷、川白芷、杭白芷或云南牛防风的根。

民间有一个关于白芷的传说：

相传北宋初年，一富商的女儿每逢行经腹痛剧烈，而致身体日益衰弱。于是富商带女儿前往京城寻求名医，刚到汴梁，其女经期适至，腹痛难忍。碰巧遇到一位采药老人，老人仔细询问病情后，从药篓中取出一束白芷，嘱其洗净水煎后饮服。富商按法煎制，一服痛缓，二服痛止，又服几剂，次月行经安然无恙。从此，煎服白芷治疗妇女行经不畅便在民间广为使用。（《白芷的花语和传说》）

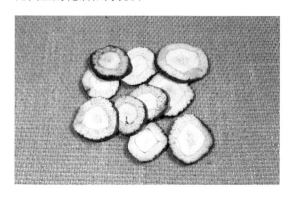

性｜功
味｜效

白芷，味辛，性温，归肺、胃经。主要功能为祛风解表，散寒止痛，燥湿止带，消肿排脓。祛风解表，散寒止痛是指白芷入肺经，具有解热镇痛、抗炎作用，用于感冒风寒引起的阳明头痛、眉棱骨痛、鼻塞或鼻炎等。白芷温燥寒湿，主要用治妇女寒湿带下，症见带下量多、色白清稀等。消肿排脓是指白芷的抗菌作用，白芷煎剂对大肠杆菌、痢疾杆菌、变形杆菌等各种病菌均有抑制作用，故可用于细菌感染引起的疮疡肿痛或急慢性肠炎、痔疮、肛瘘等。白芷治疮疡初起能消散，溃后能排脓，为外科常用的辅助药品。

药｜养
食｜生

1. 风寒感冒：白芷荆芥茶《百一选方》

配方 香白芷 30g，荆芥穗、茶叶各 3g。

制法 将香白芷、荆芥穗共为细末。用沸水冲泡茶叶。

服法 取茶汤送服，每日 2 次，每次 6g。

效用 本品有祛风散寒、解表止痛的作用。

养生指导 此方来源于《百一选方》，其中白芷辛温，归肺、胃经，具有祛风散寒、通窍止痛的功用。荆芥发汗解表，且有祛风的功效，主要治疗感冒风寒，症见发热恶寒、无汗、头痛、身痛等。二者合用共为细末，服用时用沸水冲泡茶叶，热茶汤也能散寒解表。适用于风寒感冒初起，症见恶寒发热、鼻塞、流清涕、头痛、齿痛等。

2. 面部色斑：八白散 （《必用全书》）

配方 丁香、僵蚕、白牵牛、白蒺藜、白及各 100g，白芷 33g，白附子、白茯苓各 16g。

制法 将上八味磨成粉，每取 5~10g，加入蛋清、蜂蜜和黄瓜汁调匀。

用法 涂抹于脸上，约 15 分钟后，用清水冲洗干净。

效用 美白祛斑，保湿补水。

养生指导 现代女性都更加注重个人形象的管理，中医面膜制作方便，成本更小。《本草纲目》谓白芷"长肌肤，润泽颜色，可作面脂"。白芷具有润泽肌肤、增白、止皮肤瘙痒、去垢腻等功效，肌肤不润，气色不佳，面有黑斑或生痤疮、粉刺的女性长期使用此美白方可使面白如玉，肌肤光滑润泽。

3. 头痛：川芎白芷鱼头汤 （《恋爱婚姻家庭（月末）》2017 年 02 期）

配方 鱼头 1 个，白芷 10g，川芎 6g，生姜 3 片。

制法 鱼头去鳃洗净，对半切开，沥干水，放入油锅煎至微黄盛出。将白芷、川芎、姜片一同放入炖锅内，加开水适量，小火炖 2 小时。

服法 加入调味即可食用。

效用 发散风寒，祛风止痛。尤适用于外感风寒后头痛绵延不愈者。

养生指导 中医自古以来就有"头痛不离川芎"之说。川芎走而不守，可以活血行气，祛风止痛，用治头风头痛、风湿痹痛等证；白芷芳香，性温，味辛，有祛风除湿、活血止痛等功效；鱼头补虚散寒。川芎白芷鱼头汤具有散寒解表、行气开郁、通络止痛、降压降脂、补气健脑的功效，可用于外感风寒引起的头痛、偏头痛、头风及用脑过度引起的头痛、眩晕。

 事项｜注意

1. 本品辛香温燥，阴虚血热者忌服。

2.《本草经疏》记载：呕吐因于火者禁用白芷；阴虚火炽血热所致漏下赤白者勿用白芷；痈疽已溃，宜渐减量至不用。

白扁豆

白扁豆，为一年生缠绕草本植物扁豆的成熟种子，是一种常见农作物，晒干炒后可食用，也可做药用。白扁豆始载于《名医别录》，有和中下气的功效。《药品化义》也说："扁豆，味甘平而不甜，气清香而不窜，性温和而色微黄，与脾性最合。"

扁豆衣：为白扁豆的干燥种皮，性效似白扁豆而健脾之力略逊，偏于清暑化湿。主治暑湿泄泻及脚气浮肿等证。

扁豆花：为白扁豆的花，味甘，淡，性平，功能清暑化湿。多用于暑湿泄泻及带下。

民间也有着关于白扁豆的传统风俗：

农历八月十五中秋节，夜里婚后尚未生育的妇女，由小姑子或其他女伴陪同，到瓜架、豆棚下，暗中摸索摘取瓜豆，故名摸秋。摸到南瓜，易生男孩；摸到扁豆，易生女孩；摸到白扁豆更吉利，除生女孩外，还是白头到老的好兆头。按照传统风俗，当夜瓜豆任人采摘，主人不得责怪。此俗清代以前就有，民国以来仍流传在民间。（《民俗传说》）

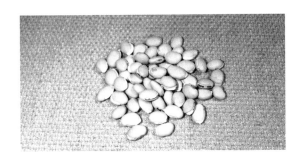

功效｜性味

　　白扁豆味甘，性微温，归脾、胃经。有健脾化湿、清暑等功效。国家药典委员会编的《中国药典》说白扁豆"健脾胃，清暑湿。用于脾胃虚弱、暑湿泄泻、白带"。白扁豆具有抗菌、抗病毒及提高免疫力的作用，其煎剂对痢疾杆菌有抑制作用，对食物中毒引起的呕吐、急性胃肠炎等有解毒作用；同时白扁豆可增强 T 淋巴细胞的活性，提高细胞的免疫功能。尤其适用于夏季脾虚湿盛所致食欲不振、大便溏泻或暑湿吐泻、胸闷脘痞、腹胀、妇女白带量多等。

养生｜药食

1. 内热烦渴：竹叶扁豆汤

（《湖南中医药杂志》2020 年 36 期）

配方 淡竹叶 5g，赤小豆 10g，白扁豆 10g。

制法 上三味共同煮汤。

服法 汤成后代茶饮，每日 1 次。

效用 除内热，健脾利湿，清心除烦止渴。适用于暑湿困脾、气郁化热者。

养生指导 方中白扁豆健脾利湿消暑；淡竹叶清心除烦；赤小豆利水消肿。三者合用，适用于夏季暑湿困脾，郁而化热所致心烦口渴、大便稀溏等证。

2. 带下量多：扁豆山药粥（《中国食疗大全》）

配方 扁豆 30g，山药 50g，红糖适量。

制法 白扁豆，山药加入适量水，煮熟后放入红糖即可。

服法 煮好后空腹食用。

效用 健脾化湿止带。用于脾虚湿盛，赤白带下。

养生指导 白扁豆、山药均为食疗养生常用之品，白扁豆味甘性微温，入脾胃二经，健脾和中化湿，能化清降浊；山药补脾益气，固精止带。本方可用于妇女脾虚湿盛或脾肾两虚所致腰酸、乏力、赤白带下等。

3. 体虚乏力：扁豆大枣汤 (《中华上品药材养生大全》)

配方 白扁豆30g，大枣10枚，冰糖适量。

制法 白扁豆、大枣洗净，加水煎煮。

服法 汤成后调入适量冰糖即可饮用。

效用 健脾益气。用于脾胃虚弱，气血不足证。

养生指导 白扁豆补气健脾，药性温和；大枣甘温，《本草新编》："通九窍，和百药，养肺胃，益气，润心肺，生津，助诸经，补五脏。"主要功效为补中益气，养血安神。脾胃虚弱而致气血化生不足，症见神疲乏力、面色萎黄、食少便溏者可选用此方调理。但应注意痰浊偏盛症见腹部胀满、舌苔厚腻者忌多食常食。

 事项|注意

1. 白扁豆有一定的毒性，需加热煮熟食用。

2. 疟疾、寒热病患者不宜食用。

3. 一次食用过多容易气滞。

龙眼肉

龙眼始载于《神农本草经》:"龙眼,味甘,平。主五脏邪气,安志厌食。久服,强魂、聪明、轻身、不老,通神明。"至明代,陈嘉谟在《本草蒙筌》中明确,龙眼应"取肉用药",并首次以"龙眼肉"为正名并编入果部。龙眼肉,又名"龙眼""桂圆""比目""圆眼""龙眼干""亚荔枝""骊珠""燕卵""鲛泪""元眼肉",为无患子科植物龙眼的假种皮,以大小均匀、凸圆中空、色泽统明黄澄白、玲珑剔透、手感干爽、入口爽脆者为佳。龙眼肉是《中华人民共和国药典》的法定药物,是理想的补品。

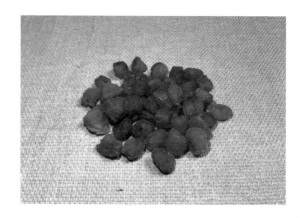

下面是关于龙眼的传说：

相传江南某地有一个钱员外，在53岁时才得了个儿子。晚年得子，合家欢喜。然而钱家公子娇生惯养，又瘦又矮。远房亲戚对钱员外说："少爷若要强身健体，非吃龙眼不可。"还讲了有关龙眼来历的传说：哪吒杀死了三太子还挖了龙眼，有个叫海子的穷孩子生病，便把龙眼给他吃了，海子吃了龙眼之后身体强壮，活了100多岁。海子死后坟上长出一棵树，树上结满了像龙眼一样的果子。钱员外立即派人采摘龙眼，钱公子吃完龙眼后果然身强体壮起来。(《单味中药妙用系列·龙眼肉》)

龙眼味甘，性温，入心、脾经，具有补益心脾、养血安神的功效。汉朝时期，龙眼就已作为药用。李时珍说："龙眼大补""食品以荔枝为贵，而资益则龙眼为良。"《得配本草》认为龙眼"益脾胃，葆心血，润五脏，治怔忡"。龙眼含糖量高，且为易消化吸收的单糖，可被人体直接吸收利用，故体弱贫血、年老体衰、久病体虚者，可经常吃龙眼；龙眼中含丰富的铁及维生素 B_2，可以减轻子宫收缩及子宫下坠感，所以妇女产后气血不足也可将龙眼作为重要的调补食品。本品还适用于心脾两虚、气血不足所致面色萎黄、心悸怔忡、失眠健忘等病证。

1. 脾虚泄泻：**生姜龙眼汤**（《泉州本草》）

配方 龙眼肉10粒，生姜3片。

制法 将龙眼肉和姜片洗净，加入1000mL左右的清水煎汤。

服法 煎好后代茶饮。

效用 健脾益气，温阳止泻。适用于脾虚泄泻。

养生指导《泉州本草》认为龙眼"壮阳益气，补脾胃"。本方制作简便，龙眼味甘性温，入脾经，能温脾阳，止泄泻；生姜辛温，温胃散寒，适用于脾阳虚衰，寒邪内生所致的腹痛、泄泻等证。

2. 贫血、心悸：龙眼莲子粥 （《食物中药与便方》）

配方 龙眼肉 15g，莲子肉 15g，芡实 15g。

制法 将龙眼肉、莲子、芡实洗净倒入锅内，加水适量，置大火上煮沸，再用小火熬煮至熟。

服法 煮熟后加入适量白糖即可食用。

效用 健脾宁心，养血安神。适用于心脾两虚证。

养生指导 龙眼肉具有补益心脾、益气养血之功能；莲子清心补脾止泻，养心安神，用于心悸，虚烦失眠等证；芡实健脾止泻。本方对心脾血虚引起的心悸怔忡、失眠健忘有独特功能。

3. 体虚乏力：龙眼酒 （《万氏家抄方》）

配方 桂圆肉 100g，白酒 500mL。

制法 龙眼肉放入白酒中泡 1 个月。

服法 每晚睡前饮 15mL。

效用 消除疲劳，补气血。

养生指导 龙眼肉可补益气血，消除疲劳，除对全身有补益作用外，对脑细胞特别有益，能增强记忆；饮用少量白酒能行气活血，温通经脉。龙眼酒对脾胃虚弱、气血不足引起的倦怠乏力、免疫力低下有较好的调节作用。应注意体内有痰火或食滞停饮者忌服，以免痰浊堵塞在肺部而引起哮喘。

 注意事项

1. 脾胃有痰火及湿滞停饮、消化不良、恶心呕吐者忌服。

2. 孕妇，尤其妊娠早期，不宜服用龙眼肉，以防胎动不安及早产等。

3. 本品含糖量较高，糖尿病患者不宜多服。

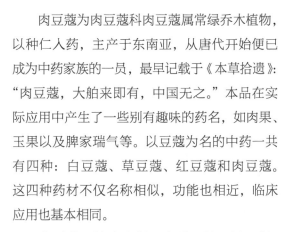

肉豆蔻

玉果

肉豆蔻为肉豆蔻科肉豆蔻属常绿乔木植物，以种仁入药，主产于东南亚，从唐代开始便已成为中药家族的一员，最早记载于《本草拾遗》："肉豆蔻，大舶来即有，中国无之。"本品在实际应用中产生了一些别有趣味的药名，如肉果、玉果以及脾家瑞气等。以豆蔻为名的中药一共有四种：白豆蔻、草豆蔻、红豆蔻和肉豆蔻。这四种药材不仅名称相似，功能也相近，临床应用也基本相同。

白豆蔻：性味辛温，入肺、脾、胃三经，以"温化"见长。"温"即温中，也就是温补中焦，中气；"化"即化湿，祛除体内湿气。

草豆蔻：多生长于湿气重的地方，具有很强的除湿能力。本身不仅有一定的香味，而且还可以除膻味、怪味，因此不仅可以作为中药使用，还可以作为调料使用。草豆蔻性味功效与白豆蔻相同，既可健脾又能燥湿，尤以"温燥"见长。明代以前，南方的百姓经常将其作为调料，就是因为它可以防治南方的瘴疠之气。所以凡是湿郁所致的胃脘疼痛，运用草豆蔻都能取得很好的疗效。

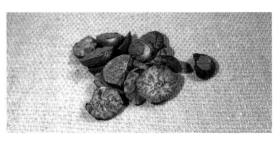

红豆蔻：因其外表为红棕色而得名。古代多认为红豆蔻就是高良姜，其实二者是有区别的。无论是从气味还是质量上来讲，红豆蔻都不如高良姜，所以后世也有将红豆蔻称为"大高良姜"者，以示区别。其性味温热，可温经散寒，以"温里"见长，还可以解酒。所以凡是饮酒过多导致的呕吐等不适症状，可泡红豆蔻花来缓解。

肉豆蔻：不仅是一味中药，也是平时常用的调味料，比如我们煮肉时常放的就是肉豆蔻。中医认为肉豆蔻的作用更侧重于温脾止泻，所以对于脾胃虚寒气滞或脾阳虚所致的五更泻、久泻、脘腹胀痛、食少呕吐等有很好的治疗效果。

如果你去过星巴克的话，你会知道那里出售一款备受欢迎的饮品：香料牛奶茶。这是一种源于印度的辛辣的茶，香料牛奶茶中最普通的调味品中就含有豆蔻、桂皮、丁香和黑胡椒。在西方国家，到处存在的咖啡店和印度餐馆都售有这种茶，但在印度，这种茶并不常见。因为事实上，香料牛奶茶属于一种奢侈品，如果想要每天都饮用的话，很少有人能够消费得起。然而在我国，肉豆蔻不仅仅是一味中药，还经常作为调味品出现在我们的厨房中。由此可见，生活在这样的国度，我们是多么地幸福。(《年轻肌肤吃出来：佩里孔的承诺》)

肉豆蔻，味辛，性温，归脾、胃、大肠经。肉豆蔻的主要功能是涩肠、温中。涩肠是指肉豆蔻辛温而涩，可以入中焦温暖脾胃、固涩大肠、止泻，对于虚寒性的泻痢及五更泻具有很好的效果。温中是指肉豆蔻可以温补中焦，理气止痛，对于胃寒气滞、脘腹胀痛具有很好的疗效。现代研究表明，肉豆蔻中所含的挥发油少量能促进胃肠蠕动及胃液分泌，可以开胃助消化、促进食欲，但大量使用时具有抑制作用，并且具有显著的麻醉作用。

养生药食

1. 消化不良：豆蔻粥 （《圣济总录》）

配方 肉豆蔻 10g，生姜 2 片，粳米 50g。

制法 将备好的肉豆蔻研为细末，粳米煮粥，煮沸后加入生姜及豆蔻末同煮，粥成即可食用。

服法 早晚空腹食，常服用。胃脘痛并见口干苦，大便秘结，舌质红、苔黄者，不宜服用。

效用 本品有温中行气健脾之功效。适用于脾虚胃寒、腹胀食少呕逆之人。

养生指导 肉豆蔻辛香温燥，可温中健脾，行气止痛。加生姜可增强其止呕作用，粳米可养胃健脾。三者合用，共奏温中行气健脾之功。

2. 消化不良腹泻：肉豆蔻饼 （《圣济总录》）

配方 肉豆蔻 30g，面粉 100g，红糖 100g，生姜 120g。

制法 将备好的肉豆蔻去壳研末，生姜去皮，加入 250mL 凉白开打汁。将肉豆蔻、面粉、红糖用姜汁和匀，如常法烙成小饼（约 30 块）。

服法 每日 2~3 次，每次嚼食 1~2 块，直至痊愈。

效用 本品有温中健脾、消食止泻的功效。适用于小儿脾虚寒湿泄泻。

养生指导 肉豆蔻可温中行气健脾，红糖可祛寒温中，生姜温中止呕，三者合用可温中健脾，消食止泻。故适用于小儿脾虚寒湿泄泻。

3. 虚劳腹泻：肉豆蔻山药粥 (《百病食疗方》)

配方 肉豆蔻 20g，山药 20g，粳米 50g。

制法 将备好的肉豆蔻、山药洗净切片备用，锅中加入 500mL 水，将切好的肉豆蔻、山药放入锅中煮 20 分钟，滤渣取汁。再加入 500mL 清水，加入粳米，急火煮开 3 分钟后改文火煮 20 分钟即成。

服法 煮好后趁热服用。

效用 本品有益气养血、消肿散结的功效。

养生指导 肉豆蔻温中止痛，涩肠止泻；山药粳米可益气养血。本品对于大肠癌气血亏虚型表现为神疲懒言、气短乏力、腹痛坠胀、唇甲不华等尤为适用。

⊙ 注意事项

1. 肉豆蔻性温，能助火伤阴，故阴虚火旺或久泻久痢耗伤阴液之人不可使用；对于肠道湿热，暑湿下迫，胃火上炎牙龈肿痛等证亦不适合。

2. 肉豆蔻醚有兴奋大脑的作用，癫痫患者禁用。孕妇慎用。

3. 腹泻消瘦，或兼见便血，多与肠道湿热、肿瘤、痔等有一定的关系，不宜用肉豆蔻止泻，以免影响判断，耽误诊治。

佛手

　　元代贾铭《饮食须知》中香橼项下记载"佛手柑……与香橼功用相同"，此为首次记载"佛手柑"这一名称，明代李中梓《本草徵要》将香橼与佛手分列，此为首次省略"柑"字，用"佛手"一名。因其果实在成熟时各心皮分离，形成细长弯曲的果瓣，形似手指，故名佛手。产于福建的称闽佛手；产于广东、广西的称广佛手；产于四川和云南的，分别称川佛手与云佛手或统称川佛手。另外，手指肉条挺直或斜展的称开佛手，闭合如拳的称闭佛手，或称合拳或拳佛手或假佛手。据书中记载，北宋大文豪苏东坡在杭州为官时，仰慕金华佛手的芳香，金秋来金华北山脚下观赏佛手，高兴之余诗兴大发，欣然挥毫写下两副对联，其中一副为"沁人诗脾，清流环抱；香分佛果，曲径通幽。"表达了其对佛手的喜爱之情。可见，佛手不仅具有一定的药食功效，也具有相当优美的外观。

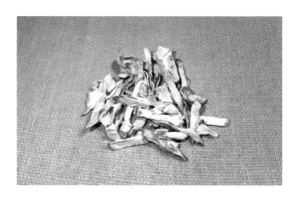

性味｜功效

佛手，味辛、苦、温，归肝、脾、胃、肺经。佛手的主要功能是疏肝理气，燥湿化痰。疏肝理气是指佛手可以调理气机，疏肝解郁，凡是肝气不舒或肝胃不和导致的胁肋部胀痛及脘腹胀满不舒，按之柔软，压之无痛等症状，均可考虑使用佛手。燥湿化痰是指佛手提取物对肠道平滑肌有明显的抑制作用，并且具有一定的平喘、祛痰作用。对于久嗽痰多、胸闷作痛者可考虑使用佛手，并与丝瓜络、陈皮等一起使用。

药食｜养生

1. 乳腺癌：鹅血佛手汤 《中华食疗》

配方 鹅血块 250g，佛手 20g。

制法 将备好的佛手洗净切片放入锅中，加入 500mL 水，煮 5 分钟后去渣取汁，再加入 200mL 清水，放入鹅血块，加入黄酒、食盐少许，煮熟即可。

服法 煮熟后即可食用，喝汤吃鹅血。

效用 本品有理气止痛、活血通络的功效。适合乳腺癌初期患者，如乳房疼痛牵及两胁及外形改变等。

养生指导 佛手属理气药，辛行苦泄，善疏肝解郁，行气止痛。而鹅血是大家熟知的一种食材，现代研究表明生鹅血和冻鹅血干粉对于肿瘤治疗有辅助作用。因此二者合用适合乳腺癌初期，患者有乳房疼痛牵及两胁及外形改变等症状的人群。本方仅可作为食疗调养方法，不可替代规范治疗。

2. 去脂降压：绿豆佛手汤 （《高脂血症食疗与养生》）

配方 绿豆 100g，炙姜黄 10g，佛手花 5g，蜂蜜适量。

制法 将备好的炙姜黄、佛手花煎汤取汁待用，将洗好的绿豆放入锅中煮至豆酥烂，加入药汁煮沸。待离火稍凉后加入蜂蜜调味即成。

服法 调味后即可服用。

效用 本品有清热解毒、理气活血、去脂降压的功效。适用于气滞血瘀型高脂血症患者。

养生指导 佛手花可理气止痛，疏肝解郁，绿豆清热解毒，气行则血行，二者合用可清热解毒，理气活血，去脂降压。但绿豆性寒，脾胃虚寒者忌服。

3. 肝郁胃痛：玫瑰佛手汤 （《常见病食疗大全》）

配方 玫瑰花 15g，干佛手片 10g，红糖适量。

制法 加水 600mL，煎至 300mL，去渣，加入红糖。

服法 分 1~2 次服。

效用 本品有疏肝解郁、行气止痛的功效。适用于产妇因情志不舒导致的胃脘胀痛、缺乳、以及月经前乳房胀痛等。

养生指导 佛手和玫瑰花中都含有丰富的微量元素铁，可增强人体造血功能，对于缺铁性贫血、气血亏虚及面色暗黄等都能起到很好的调理作用；另外，二者合用可美容养颜、滋养肌肤，可增强人体的抗氧化能力，延缓皮肤衰老；还可扩张血管，促进血液循环，保护心血管；佛手、玫瑰花含有的活性成分被人体吸收后还可调节人体内分泌，促进胰岛素产生，阻止血糖升高。佛手理气止痛，疏肝解郁，玫瑰花行气解郁，和血止痛。二者合用可增强解郁行气之功。

 注意事项

1.佛手可解除平滑肌痉挛，容易引发流产，故孕妇不宜使用。

2.婴幼儿不宜服用；过敏体质者慎用，因佛手中的药用成分可能会导致该类人群出现过敏症状。

杏仁

杏仁，最早见于《神农本草经》，是蔷薇科植物杏的种子，被称为"最古老的止咳药"。杏仁有苦杏仁和甜杏仁之分，栽培杏所产者甜的较多，野生的一般均为苦的。从原植物来看，西伯利亚杏、辽杏及野生山杏的杏仁为苦杏仁，而杏及山杏的栽培种子杏仁，有些是苦杏仁，有些是甜杏仁。杏具有悠久的栽培历史，盛植于春秋战国时期，在我国的古代文献中经常见到关于杏的记载。所有杏属植物的原生种均出自我国。古时候的"汉帝杏"据说成熟最早。《书农》（作者：王祯）一书中还提到："北方杏肉甚佳，赤大而扁，谓之金刚拳。"

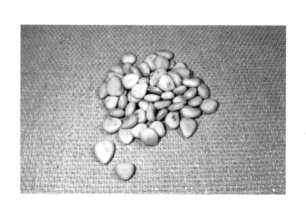

（苦）杏仁，味苦，性微温，有小毒，归肺、大肠经。杏仁的主要功能是止咳平喘。止咳平喘是指杏仁可抑制咳嗽中枢从而起到镇咳平喘的作用。杏仁为治疗咳喘的要药，随证配伍可治疗多种咳喘病证。另外本品还可润肠通便，常与柏子仁、郁李仁等同用，如五仁丸。外用可治蛲虫病、外阴瘙痒。

苦杏仁：又叫北杏，有小毒，不可以生吃，多产自我国北方。味道微苦，可止咳平喘，润肠通便。其主要成分为苦杏仁苷水解后的产物氢氰酸，既是有效成分，又是中毒成分，过量服用可产生氢氰酸中毒，临床表现为眩晕、心悸、恶心、呕吐等中毒反应，重者可出现昏迷、惊厥、瞳孔散大、对光反射消失，最后因呼吸麻痹而死亡。因此，应严格注意用量。

甜杏仁：又叫南杏，多产自我国南方。可以生吃，功效与苦杏仁类似，药力较缓，偏于润肺止咳，主要用于虚劳咳嗽或津伤便秘。甜杏仁与平时吃的干果大杏仁偏于滋润，并且含有丰富的黄酮类和多酚类，可降低人体内胆固醇的含量，还可明显降低心脏病和很多慢性病的发病几率。另外甜杏仁还具有使皮肤红润光泽的功效。

药食养生

1. 咳嗽有痰：杏仁橘皮粥 (《民间验方》)

配方 杏仁 10g，橘皮 10g，大米 100g，白砂糖适量。

制法 将备好的杏仁、橘皮略洗之后放入瓦煲中煎取 50mL 药汁。大米洗净后如常法煮粥，粥将成时加入药汁，再煮沸 1~2 次，粥成后加入白砂糖调味即可。

服法 趁热服用，一日 1~2 次。

效用 本品可健脾化湿，理气止咳。

养生指导 杏仁主入肺经，可止咳平喘，宣发肃降肺气；橘皮可理气健脾，燥湿化痰。二者合用可以调理气机，祛湿化痰。本方可辅助治疗咳嗽伴有痰黄黏稠、身热、面赤口干等症状者。

2. 咳喘便秘：杏仁茶 (《传统药茶方》)

配方 杏仁5g，花茶2g。

制法 用杏仁加水煎煮250mL液体，冲泡花茶后饮用。

服法 代茶饮。

效用 本品有祛痰止咳、平喘、润肠功效。

养生指导 杏仁入肺经，味苦降泄，可宣发肃降肺气而止咳平喘。苦杏仁中的苦杏仁油对于蛔虫、钩虫及伤寒杆菌、副伤寒杆菌有一定的抑制作用，并且具有润肠通便的作用。故杏仁茶适用于外感咳嗽、喘息、慢性支气管炎及便秘人群。

 注意事项

1. 阴虚咳喘及大便溏泻者忌用。

2. 本品有小毒，用量不宜过大，婴儿及孕妇慎用。

3. 本品分为甜杏仁和苦杏仁，甜杏仁可直接食用，苦杏仁不可直接食用。未经加工的苦杏仁毒性较高，多作药用。

沙棘最早记载于《月王药诊》，是胡颓子科植物沙棘的成熟果实。沙棘的全身都是宝，根、叶、花、果、籽均可入药，果实中含有人体不能合成但又必不可少的多种维生素，被称为"世界植物之奇"及"维生素宝库"，1977年被正式列入《中国药典》。据记载，古希腊时，人们发现被他们遗弃的病马、瘦马在随处可见的一种灌木丛中游荡一段时间之后，竟然变得膘肥体壮，皮毛也闪闪发亮，后来才发现是沙棘的叶子和果实滋养了这些马，后来他们给这些灌木丛起了一个形象的名字：闪闪发光的马。由此可见，沙棘被称为"世界植物之奇"及"维生素宝库"是实至名归的。(《讲故事学中药》)

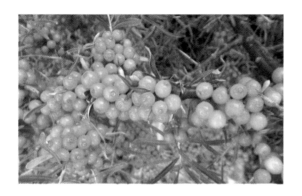

功效 | 性味

　　沙棘，味甘、酸、性温，归脾、胃、肺、心经。沙棘的主要功能是补虚。补虚是指沙棘可纠正人体气血阴阳虚衰的病理偏向，主要表现为可健脾消食、止咳化痰、活血祛瘀。本品可温养脾气、开胃消食，又可化生阴津。故对于脾气虚弱或脾胃气阴两虚所致的食少纳差、消化不良、乏力、腹部胀痛等证具有不错的效果。另外，沙棘还可入肺经止咳化痰，藏医、蒙医经常用沙棘治疗咳喘；还可活血化瘀，适用于胸痛、跌打损伤及妇女月经不调等。现代研究表明沙棘所含的沙棘黄酮可改善心肌微循环、降低心肌耗氧量、抗炎等，沙棘油及其果汁可抗疲劳、降血脂、保肝、增强免疫等。

养生 | 药食

1. 增强免疫：沙棘糖水 （《菜蔬果品食谱大全》）

配方 鲜沙棘果 100g，白糖适量。

制法 将备好的沙棘果洗净放入锅中，加入适量水煮约 1 小时，放入适量白糖拌匀即可。

服法 代茶饮。

效用 增强人体免疫。适用于需要提高免疫力的人群。

养生指导 沙棘富含丰富的维生素 C，被誉为天然维生素宝库。沙棘糖水可增强人体免疫，防治癌症，还可降低胆固醇、降血压、减少辐射等。所以沙棘好处多多，经常饮用可强身健体、预防疾病、减缓衰老。

2. 消化不良、月经不调：沙棘粥 （《中华上品药材养生大全》）

配方 沙棘 30g，粳米 100 个，盐或白砂糖适量。

制法 将备好的沙棘去籽洗净，加入适量水，煎取药汁约 100mL。

粳米如常法煮粥，粥将成时加入沙棘药汁，一同煮至粥成，加入盐或糖调味即可。

服法 空腹温服，每日1剂，早、晚分服。

效用 健胃止泻，调经。适用于腹痛、月经不调及急性胃炎患者。

养生指导 沙棘配合粳米，味道清香甘甜，并且沙棘含有200多种活性因子，对于胃痛、胃胀、消化不良等具有很好的效果，还可促进胃肠蠕动，排出有害物质。

3. 疲劳综合征：沙棘蛋花汤 《民间巧做私房菜》

配方 沙棘100g，鸡蛋300g，冰糖5g。

制法 将备好的沙棘洗净晾干，把鸡蛋打入碗中搅匀备用。锅中加入适量的水，水开后放入鸡蛋，鸡蛋呈蛋花状时放入备好的沙棘，5分钟后放入冰糖，再熬5分钟即可。

服法 调味后即可服用。

效用 本品可促进机体新陈代谢。适合过度疲劳、没有活力的人食用。

养生指导 沙棘含有丰富的维生素和氨基酸，并且富含矿物质和微量元素，沙棘油及其果汁可抗疲劳、抗辐射、增强免疫、促进新陈代谢。

 注意事项

1. 沙棘性温，体质热者不宜使用。

2. 不能与碱性物质混合食用。

花椒

花椒，入药首见于《神农本草经》，为芸香科植物青椒或花椒的干燥成熟果皮。秋季采收成熟果实，晒干，除去种子和杂质。在周朝的时候，人们将花椒当作定情之物，比如在《诗经·陈风·东门之枌》中就有这样的描写：

东门之枌，宛丘之栩。子仲之子，婆娑其下。

穀旦于差，南方之原。不绩其麻，市也婆娑。

穀旦于逝，越以鬷迈。视尔如荍，贻我握椒。

姑娘放下手中的活，在树荫中翩翩起舞，这是个相亲约会的好日子，小伙子被姑娘的舞姿吸引，穿过人群来到心爱的姑娘面前，收到一捧定情的紫花椒。可见，花椒不仅具有一定的药食功效，在特定的时期还被用作特殊的用途。

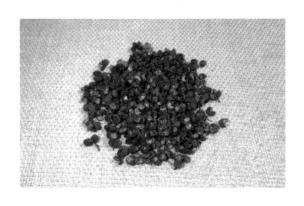

花椒，味辛，性温，归脾、胃、肾经。花椒的主要功效是温中止痛，杀虫止痒。温中止痛是指花椒具有一定的止痛、止泻、温煦作用。现代研究表明，花椒具有镇痛抗炎作用，并且可双向调节小肠功能，小剂量时兴奋，大剂量时抑制。另外，花椒辛温，可散寒燥湿。杀虫止痒是指花椒有驱虫杀蛔之功，可治疗虫积腹痛、烦闷吐蛔等，单用煎汤作保留灌肠，可治小儿蛲虫病、肛周瘙痒。另外还可治疗妇女阴痒。

药食养生

1. 寒性牙痛：花椒粥 （《本草纲目》）

配方 花椒 5g，粳米 50g。

制法 将备好的花椒加入适量水煎 10 分钟取汁，将粳米如常法煮粥，粥将成时加入花椒水略煮即可。

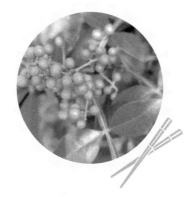

服法 空腹趁热服用。

效用 本品有温通散寒止痛的功效。适用于龋齿疼痛、怕冷恶风、牙痛连及半侧头痛者。

养生指导 本品中花椒温中散寒，有局部麻醉作用，故能止牙齿疼痛；粳米甘平益胃。花椒味香，本品作为食品，有散风寒、止牙痛之功，又细软适口，可解牙痛病人进食之苦。故本品适用于龋齿疼痛、怕冷恶风、牙痛连及半侧头痛者。食用时应空腹趁热服用。

2. 暖宫回乳：花椒红糖汤 (《中国药膳大辞典》)

配方 花椒 12g，红糖 30g。

制法 将花椒洗净，锅内加水 400mL，放入花椒，煎成 250mL，加红糖搅拌溶化即可。

服法 搅匀后即可服用。

效用 本品有散寒下气的作用。可用于回乳。

养生指导 本品有散寒下气的功效，可用于回乳；月经期服用花椒生姜红糖水可以暖宫活血、祛瘀止痛，对宫寒患者的腰腹疼痛、经血色淡或者紫黑有块等症状，可有效缓解。

3. 外伤性牙髓炎：花椒猪骨汤 (《中华上品药材养生大全》)

配方 花椒 10g，猪骨肉 50g，盐适量。

制法 将花椒、猪骨肉洗净，放入瓦煲中，加入适量清水。大火烧开后改小火煮约 50 分钟，加入适量盐调味即可。

服法 调味后即可服用。

效用 本品可祛风散寒，消炎止痛，活血化瘀，通经活络。适用于外伤性牙髓炎患者。

养生指导 牙痛是牙髓炎的主要症状，花椒中含有花椒烯醇，具有局部麻醉作用，可温中止痛。

注意事项

1. 阴虚火旺人群禁忌服用花椒。

2.《随息居饮食谱》："多食动火堕胎。"故孕妇及先兆流产者慎用。

香薷

香薷，最早见于《名医别录》，奉为中品，又称"香柔""蜜蜂草"，为唇形科香薷属植物的带根全草或地上部分，其新鲜植株具有强烈的芳香气味，历代中医本草均有收载，为一种应用广泛的中药。中医认为其作用为发汗解表，化湿和中，解暑，有"夏月麻黄"之美称。根据香薷的生长环境、生长条件、加工方法等不同，目前主要分为青香薷和江香薷。

青香薷：野生者称青香薷，多不带花或花序，基部紫红色，上部黄绿色或淡黄色，现在比较稀少，药效高，生产于广西、湖南、湖北等地。

江香薷：为人工的栽培品，基部微红色，上部淡黄色，全草不带根，产量大，价格低，市场上较多，夏秋二季茎叶茂盛、果实成熟时采割。

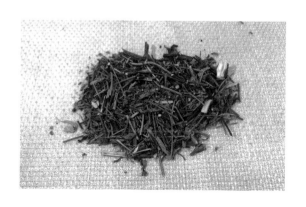

香薷在历代均被广泛使用，并有相关记载，如下：

1.《大业拾遗记》载：吴郡献给隋炀帝的贡品中，有一种鲈鱼的干脍，先放清水里泡发，然后用布包裹沥尽水分，松散地装在盘子里，这样外观和口味都类似新鲜鲈脍，再将切过的香柔花叶，拌和在生鱼片里，最后装饰上香柔花穗，就是号称"东南佳味"的"金齑玉脍"。

香柔是香薷的别称，此处"香柔花叶""香柔花穗"即指香薷的花叶和花穗。

2.以药名做对联。

清代李汝珍《镜花缘》中，群芳聚会对对联，

褚月芳道："我出'蝴蝶花'。"

姚芷馨道："我对'蜜蜂草'。"

紫芝道："这个只怕杜撰了。"

耕烟道："姐姐刚才说过：'只要见之于书就可用得'，他这'蜜蜂草'就是香薷的别名。"

3.香薷饮是古代富贵人家夏天常备的一种解暑汤，另含在口中，可治口臭。

《红楼梦》书中第二十九回载：

黛玉一行哭着，一行听了这话说到自己心坎儿上来，可见宝玉连袭人不如，越发伤心大哭起来。心里一烦恼，方才吃的香薷饮解暑汤便承受不住，"哇"的一声都吐了出来……

 性味 功效

香薷，味辛，性微温，归肺、胃经。香薷的主要功能是解夏月之表、利水。解夏月之表是指香薷有抗病毒、抗炎、解热作用，可增强人体抵

抗力，尤擅祛暑日之表邪，为暑天治疗贪凉饮冷所致的感冒的首选药。据古代医书《本草纲目》记载，当时大多数医师治疗炎热夏天的高热疾病时，首先考虑的就是运用古方香薷饮来治疗，香薷饮的主要药物组成就是香薷。利水指香薷对泌尿系统具有兴奋、促进作用，能提高肾脏生理功能，加速排尿。可用于治疗如下肢水肿、小便不利、脚气浮肿等水湿聚集之证。

1. 中暑发热：清暑益元散 （《病因脉治》）

配方 香薷 10g，鲜藿香 5g。

制法 煎汤，放入砂锅中，加清水浸泡30分钟，煮约30分钟即成。

服法 温服，不拘时候，服后汗出病瘥，不必尽服；不效，再服，至汗出为止，汗出时"不可令如水流漓，病必不除"。

效用 本品有解暑化湿的功效。适用于恶寒发热，头身困重者。

养生指导 用于夏天贪凉饮冷所致的身寒发热。方中以香薷祛暑化湿，藿香化湿解暑，共奏解暑祛湿之功。为了便于记忆，俗称二香汤。本方暑热汗出口渴，喜饮冷者禁用，服用时禁食生冷黏腻、酒肉臭恶等。

2. 中暑水肿：香薷粥 （《中国中医药报》2013 年 7 月期）

配方 香薷 3g，大米 50g，白糖适量。

制法 将香薷洗净，放入锅中，加清水适量，水煎取汁，加大米煮粥，待熟时调入白糖，再煮二沸即成。

服法 温服，每日早晚各服一次，服后汗出病瘥，不必尽服。

效用 可发汗解表，祛暑化湿，利水消肿。适用于夏季外感于寒、内伤暑湿所致的暑湿表证、水肿、小便不利等证。

养生指导 本品很适用于夏季用贪凉饮冷太过导致的发热、恶寒、脾胃满闷、不欲饮食等夏季感寒湿导致的不适。本方虽是药食同源之品，但食疗时一定要病愈即止，过之反汗出不止。

3. 暑天食欲不振：香薷花椒茶 (《中国中医药报》2013 年 7 月期)

配方 香薷 5g，花椒 5g。

制法 将二者洗净，放入茶罐中，加沸水适量，浸泡 10 分钟后饮服。

服法 作茶饮用，不拘次数。

效用 化湿开胃。可用于治疗暑湿困脾，脘腹胀满，纳食不香，肢软乏力等证。

养生指导 香薷、花椒皆有温中散寒的功效，临证中常见许多人年少时贪嗜寒凉之品，至中老年气血虚衰时，总口泛清水，胃脘喜按喜暖，稍食冷食即呕恶、泄泻、如冷冰置胃，且每到夏季加重，不胜其苦，此茶可作为夏三月此证候常备饮品。

4. 防暑除口臭：香薷茶 (《食物本草》)

配方 香薷 6g。

制法 夏天暑热天气，可取香薷 6g，加水 1000mL，煮沸放凉后代茶饮，可防暑同时祛口中异味。

服法 放凉后代茶饮。

效用 解暑化湿。汪颖《食物本草》："夏月煮饮代茶，可无热病，调中温胃；含汁漱口，去臭气。"

养生指导 凡物必有其性，取性任务向来是使用中药的基本原则，香薷茶用以治疗夏月胃中湿冷、饮食不化、胃气上泛导致的口臭者佳，因香薷发汗力强，故治疗口臭时含汁漱口即可，不必尽饮。

注意事项

1.香薷发汗力较强，服用时量不可过大，否则易致出汗过多，导致身体的电解质紊乱而产生乏力、心慌、气促，肢冷等症状。

2.香薷在临床用于祛暑解表时必须具备怕冷及无汗的证候。暑热引起的大汗、大热、烦渴等症禁用。

橘红

南方人参

橘红，最早见于南宋《太平惠民和剂局方·卷之四绍兴续添方》（1151年），又称"桔红""芸皮""芸红"，就是我们常说的橘子皮，为芸香科植物橘及其栽培变种的干燥外层红色部分，橘成熟时采摘，剥取果皮，去掉橘皮内部白色部分后（或直接剥下外果皮），晒干或阴干即可。橘红历史悠久，历代多有记载，明万历年间成书的《高州府志》"药物"目中已有化州橘红的记载。橘红分布广泛，四川、浙江、广东、福建等地均有分布，以广东茂名化州市产的为最佳，因此又称为"化州橘红"或"化橘红"，在明、清期间被列为御药、宫廷贡品，有"南方人参"之称。

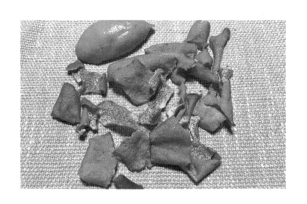

历代关于橘红的传说如下：

1. 李宗仁与橘红

1921年夏秋之交，两广军阀混战，李宗仁率部进入化州境内。入城后，由于连日战事，士兵们疲惫不堪，又缺乏营养，时值六月，暑湿缠绵，兼之路上又淋了几日雨，部队中很多人患了咳嗽或肠胃不适，李宗仁也反胃作呕，喘咳不止。一时部队上下，人心惶惶，以为是中了邪。化州与广西毗邻，化州橘红治咳嗽的名声在广西也已传扬。一日，有两个士兵闯进了宝岭脚下的李家橘红园，从橘红树上摘了十几个满披绒毛的小橘红，回来煮茶给大伙饮用。真是灵药治怪病，药到病即除，士兵们自饮了橘红汤后，病体渐息，元气恢复。李宗仁知道此事后，立即派人在李园老人家里买了几颗陈年老橘。饮了橘红果茶，李宗仁顿觉神清体健，疾病消除。此后接连打了几个漂亮仗，不久即从营长升帮统，升统领，升边防司令，一年内连升三级。李宗仁说，他的荣升也有化州橘红的一份功劳。

1965年7月，李先生历尽险阻，从海外回归祖国。几十年戎马倥偬、风风雨雨，很多事都忘却了，而化州橘红在他的记忆中还是那么深刻。1966年春，李宗仁故地重游，又到了化州县。据说，他此次化州之行，私下有两个心愿，一是希望能拜会在新安认识的故旧，二是希望能再得到几颗化州橘红。前一个愿望不知可否已偿，后一个愿望确是实现了。据李园老人说，当日橘花飘香，阳光灿烂，李宗仁和他的随行人员步入橘园，深深呼吸、凝神远眺。他心里在想什么？他不说，人们也不便问。李宗仁临走之前，确确实实是到李家橘红园里买了几十颗陈年橘红果。（《家

庭中医药》)

2. 罗仙翁植橘红

相传，一日，从罗江西岸游走来一人，只见他步履轻浮，一步一喘，满身病态，到罗江口走上石龙头，到一棵老树底下，已筋疲力尽，再也走不动了。这时，他觉喉里火燎，胸口气闷，很想喝水，刚好身旁的小石坑中有点积水，他俯下身去，对着石坑里的水就喝，几口水落肚，浑身舒坦，就睡过去了，不知过了多少时辰，他一觉醒来，只觉得喉清肺爽，咳嗽渐止，精神也好了很多，这时，他想起刚才饮的水，仔细查看发现石坑在树的根部，坑中的水青黄青黄的，水面飘着不少的花，有很多花已沉于坑底；再抬头望，这棵老树正开着满树的花，芳香袭人。他明白了，这就是橘红老树，是这树的花治好了他的病！他想，现在有不少人犯了咳嗽病，何不将橘红广为种植，为天下人治病？主意一定，他即在紧挨老树的地方搭起了一间草庵，住了下来。每天，他剪下老树的枝条，移植到附近的山地，日出而作，日落而息，接枝不止，经过九个春秋的辛勤栽种，宝岭下橘树成荫，橘花飘香，橘红果挂满了枝头。他用橘红花、橘红果，不知治好了多少咳嗽病人。

一晚，皓月当空，橘香四溢，突然间，空中笙鼓声动，一只白牛凌空而下，落在种橘人的身边。他背起了药篓，带着橘红果、橘红花，跨上牛背，和着笙鼓，顺罗江而上，为罗江两岸、为天下的人治病去了。后来人们才知道，这人就是罗仙翁。

州民为了纪念罗仙翁护橘、植橘之功，便在州城东门侧建了宏伟的"罗仙门"和"华严庵"。庵门楹联云：韵事忆当年橘树千

枝经手植，仙踪留此地茅庵一所寄身栖。(《化州橘红志》《化州县志》《橘红集》)

橘红味辛、苦，性温，归肺、脾经。主要功能是理气宽中，燥湿化痰。理气宽中指橘红可清肺气，理气机，作用专一，直达肺脏，治疗支气管炎、肺气肿等有佳效。燥湿化痰指橘红可温肺化湿，清肺化痰，其温通功效作用于肺脏，可增强呼吸系统功能，临床用于治疗咳嗽痰多、食积伤酒、呕恶痞闷等。古代医书《本草纲目拾遗》记载橘红可用于治疗痰多、饮食不化、腹中胀闷；《中药大辞典》记载化橘红具有温经散寒、燥湿消痰、行气化积等功效。

1. 咳嗽痰多：橘红粥（《药膳与食疗》）

配方 橘红15g，粳米100g。

制法 将橘红洗净，放入锅内，加适量水煎煮取汁，加入粳米煮成稀粥，再加油、盐少许调味。

服法 早晚各1次，连服3~5天。

效用 此粥具有燥湿化痰、理气健脾之效。适用于风寒咳嗽。

养生指导 该药橘红辛、温，热性较强，粳米淡、平和，橘红粥整体偏热性，比较适用于风寒引起的感冒，表现为咳嗽、痰多者。

2. 咳嗽咳痰：橘红膏（《保健与生活》）

配方 橘红60g，生姜30g，蜂蜜250g。

制法 先将橘红、生姜二味用水煎煮，15 分钟取煎液 1 次，加水再煎，共取煎液 3 次，合并煎液，以小火煎熬浓缩至煎液黏稠时，兑入蜂蜜，至沸停火，装瓶备用。

服法 与饭同食或饭后食用，每天 1~3 次，每次 3 汤匙。

效用 散寒温肺，化痰止咳。适用于风寒咳嗽。

养生指导 本品适用于因吹冷风、空调等过度导致的发热、咳嗽、痰多等不适，其作用较强，病愈后即停止，不可长期服用，切记。

 注意事项

1. 阴虚燥咳及气虚者不宜服。

2. 痰中带血、久咳气虚患者不宜使用。

益智仁始载于《本草拾遗》，又称"益智子""摘艼子""状元果"。《图经本草》《得配本草》等历代中医本草均有记载，为一种应用广泛的中药，为姜科植物益智的果实。生于林下阴湿处，5~6月间果实呈褐色、果皮茸毛减少时采摘，除去果柄，晒干。主要分布在广东、海南、福建等地。其种类单一，历代记载的均为同一品种。药用益智仁根据炮制方法不同，分为以下三种：

益智仁：取原药材，除去杂质及外壳，用时捣碎。

炒益智仁：取净益智仁，置锅内，用武火炒至外壳呈焦褐色，鼓起，果仁呈黄色，取出研去壳。

盐益智仁：取益智仁，用盐水拌匀，稍闷，置锅内，用文火加热，炒干，取出放凉。每100kg益智仁，用食盐2kg。

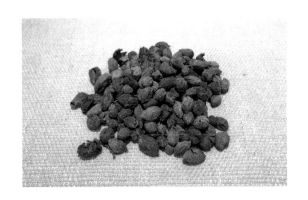

益智仁的故事，如下：

1. 状元果——员外的儿子金榜题名

很久以前，有一个家财万贯的员外，年过半百才得一子，叫来福，来福自小体弱多病，行为反应迟钝，呆滞木讷，每天还尿床，一晃几年过去了，长到10岁还不会数数，为了给儿子治疗，员外遍请周边名医，什么也没查出来，病情也没有好转。有一天，一个老道云游到此，听员外讲完孩子的情况，便告诉员外说："离此地八千里的地方有一种仙果，可以治好孩子的病。"并在地上画了一幅画，画中是一棵小树，小树叶子长得像羌叶，根部还长着几颗橄榄状的果实，画完之后老道便走了。员外为了医好几代单传的儿子，决定亲自去寻找仙果，历经了千辛万苦员外终于找到了老道所说的那种植物，员外从那颗树上摘了满满的一袋果实踏上了回家之路，由于所带食物已经耗尽，沿途又人烟稀少，他每天只吃10颗仙果充饥，奇怪的是，他觉得自从吃了仙果后他的记性越来越好，来时的路也记得异常清晰，精力也十分旺盛，回到家中，来福吃了员外摘回的仙果后，身体也一天比一天强壮，而且变得开朗活泼、聪颖可爱，与从前相比判若两人，在18岁那年来福参加科举考试，金榜题名高中状元。人们为了纪念改变他命运的仙果，便将仙果取名为"状元果"，同时也由于它能益智、强智，使人聪明，所以又叫它益智仁。(《中医药》)

2. 苏东坡在《东坡杂记》中专论益智仁

益智仁为我国南方四大中药之一，其能风靡华夏，据说还与苏东坡有关。苏东坡官贬至海南时，对该药颇有研究，他在《东坡杂记》中记载："海南产益智，花实皆长穗而分为三节。观其上中下节，以候早中晚禾之丰凶，大丰则皆实，大凶皆不实，罕有三节并熟者。"

3. 曾进贡魏武帝

《南方草木状》载："益智子，如笔毫，长七八分。二月花，色若莲，着实，五六月熟。味辛，杂五味中，芬芳，亦可盐暴。出交阯和浦。建安八年，交州刺史张津尝以益智棕饷魏武帝。"

益智仁，味辛、性温，归肾、脾经，益智仁的主要功能是暖肾固精缩尿，温脾开胃摄唾。暖肾固精缩尿指益智仁具补肾固精之功，古代医书《本草拾遗》记载先人用盐益智仁治疗遗精、小便淋沥不尽、夜尿增多等疾病。温脾开胃摄唾指益智仁可温补脾胃，增强脾胃运化功能，古书《医学启源》载，古人用益智仁治疗脾胃虚寒证，另外具补中益气之功。

1. 肾虚遗精、遗尿：益智仁粥 （《经效产宝》）

配方 益智仁 5g，糯米 50g，细盐少许。

制法 先将糯米放入砂锅内，糯米煮熟后，把益智仁研成细末放入锅中，再加食盐少许，稍煮片刻，成稠粥状即可。

服法 每日早晚各服一次。

效用 补肾助阳，固精缩尿。适用于妇女围绝经期综合症，以及老年人腹中冷痛、尿频、遗尿等属脾肾阳虚者，阴虚血热者忌用。

养生指导 本品温补作用强大，不但可以补肾，还可以健脾，很适用于先天不足、体虚怕寒、腰冷便溏者。人们随着年龄增长，阳气渐耗，本品可以作为日常保健粥食用，长期食用可聪脑强腰。

2. 肾气不固遗尿：益智仁粥 (《审要袖珍小儿方论》)

配方 益智仁 30~50g，茯苓 30~50g，大米 30~50g。

制法 将益智仁、茯苓研为粉末存放，再将大米淘洗干净后如常法放入锅内，加清水适量煎煮，待粥煮熟后，取 3~5g 益智仁和茯苓的细末，放入锅中，再稍煮片刻即可。

服法 每日早晚各一次。

效用 益脾，暖肾，固气。适用于小儿遗尿，也可用于小儿流口水等。

养生指导 益智仁可补肾强腰，使肾脏精气保持充盈状态，治疗遗精、遗尿等，补先天不足；茯苓能渗利体内水湿，使脾胃功能旺盛，脾胃相互滋生，相互滋养，则气血充足，肾精旺盛，所以益智仁粥长期服用可补脾益肾。

事项｜注意

1. 忌与葱、姜、蒜等刺激性食物同时服用。

2. 阴虚火旺者禁服。

薤白始载于《神农本草经》，奉为中品，属百合科葱属植物小根蒜，根色白，可作药用，也可供食用，是一种蔬菜类植物。其具有很高的药用价值，具有消食、除腻、防癌等功效，是名副其实的保健食品，具有"菜中灵芝"的称号，能增进食欲，帮助消化。据《汉书》记载，有一个读书之人，姓龚名遂，官至太守后仍不忘百姓。因汉末兵乱，三国争雄，导致疾病流行。龚遂劝民众大种葱薤，以防治疾病。他规定"人一口，种五十本葱，一畦韭菜，百本薤"。《唐本草》："薤乃是韭类，叶不似葱。"老百姓根据葱和薤的生长特点，种葱和种薤都是有讲究的，一般葱为三支一束，薤为四支一丛，因此，民间有"葱三薤四"的谚语。

菜中灵芝

薤白

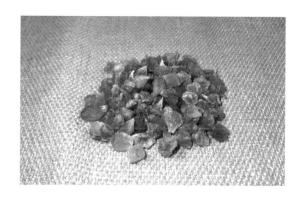

功效｜性味

薤白味辛、苦，性温，归心、肺、胃、大肠经，其主要功效是宽胸理气，通阳散结。宽胸理气，是指薤白辛温，可以推动血行，调节气机升降，使心脏血供充沛流畅；通阳散结是指薤白能温通血脉，消散瘀滞。薤白提取物能明显降低血清过氧化脂质、抗血小板凝集，降低动脉脂质斑块，预防动脉粥样硬化；对动物心肌缺氧、缺血及缺血再灌注有保护作用；对痢疾杆菌、金黄色葡萄球菌、肺炎球菌均有抑制作用。故临床上冠心病、高脂血症、痢疾等疾病都可以应用本药。

养生｜药食

1. 冠心病：薤白煎鸡蛋 《药食百科》

配方 薤白 100g，鸡蛋 3 枚，盐适量，食用油适量。

制法 将薤白洗净切细，鸡蛋磕入碗内，用筷打起泡，把平底锅烧热，放入食用油，油热后放入鸡蛋液，在火上煎 5 分钟左右，煎到一面金黄即可。

服法 煎熟即可食用，根据个人习惯也可以当菜食，冠心病患者需要长期食用方可有效。

效用 宽胸理气，温通心阳。适用于冠心病、心绞痛、胸闷气短、胸痛的人群。

养生指导 薤白宽胸理气促进血运，畅达心脉；鸡蛋补充蛋白及维生素。二者合用可以改善心脏供血、促进血液循环、散瘀滞，冠心病、心悸气短、胸痛、胸闷的人群都可以服用。

2. 痢疾日久泄泻：葱白薤白粳米粥 (《薤白养生解析》)

配方 葱白 10g，薤白 10g，粳米 200g。

制法 将葱白、薤白洗净备用，粳米放入碗内，加入水适量。将三者放入锅中，大火煮开后小火慢炖，至米稠即可。

服法 煮熟可早晚各服一次。直至疾病痊愈。

效用 本品能消除胃肠道炎症，改善菌群失调。适用于痢疾腹泻不止的患者。

养生指导 薤白可以理气通阳，改善胃肠道腹泻引起的菌群失调；葱白可以宣通上下阳气，调节胃肠气机，葱白中的黏液可以保护胃肠黏膜；粳米补中焦脾胃。三者合用，可以改善腹泻症状，修复胃肠黏膜。

3. 心绞痛：三七薤白鸡肉汤《薤白养生解析》

配方 三七 10g，薤白 20g，鸡处理好备用 1 只（约 1000g），盐适量。

制法 将三七、薤白用布包好，放入鸡腹内，一起放入锅内，加水适量、盐适量。大火煮 20 分钟，换小火慢炖 40 分钟，停火后焖 10 分钟即可。

服法 分次食肉喝汤，每日 2 次。根据个人情况适量食用，需要长期服用方可见效。

效用 本品有养血活血化瘀、扶正行气止痛的功效。适用于心脉瘀阻所致的冠心病、胸闷、胸痛、心悸气短等证。

养生指导 本品可用来治疗虚人心脉痹阻所引起的冠心病、心绞痛、胸闷胸痛。常人尤其老年人血脂异常血脉不通等多用。其中三七活血补血；薤白通阳散结，开胸理气；鸡肉性甘温能养血补肝。三者合用可治疗血脉不通所致的胸闷胸痛、气短乏力、面色发黄等症状。

 注意事项

1.气虚者、发热病人勿服。

2.薤白为滑利之品，无滞勿用。

覆盆子最早以"蓬蘽"的别名记载于《神农本草经》："蓬蘽……一名覆盆"，至《名医别录》将其单独列出，以"覆盆子"为正名，后世皆沿用此名称。覆盆子是蔷薇科植物掌叶覆盆子的果实，是一种水果，味道酸甜，植株的枝干上长有倒钩刺。覆盆子植物有多种药物价值，其果实有补肾壮阳的作用。覆盆子油属于不饱和脂肪酸，可促进前列腺分泌激素。据《益寿宝典》记载，古代有几位男性结伴而行，长途跋涉后又渴又饿，便在附近寻觅食物，后来在附近的一棵树上发现了一种类似于草莓的野果，摘下来一尝发现酸甜可口，于是几个人就摘这种野果充饥解渴，没想到当天晚上足足睡了一整夜都没有夜尿，由此发现这种野果固精缩尿的功效非同一般。长期吃这种果子，以往多次夜尿的人都可以将尿盆倒扣过来不使用了，因此得名"覆盆子"。

覆盆子

益精缩尿

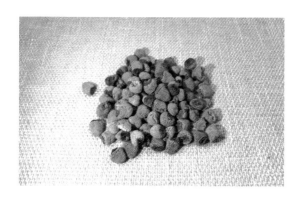

功效 | 性味

覆盆子，味甘、酸，性温，入肝、肾经，其主要功能是补肾益精，缩尿，养肝明目。覆盆子酸能收敛，培补肾气，固护肾精，使水液正常输布，临床常用来治疗阳痿早泄、遗精及肾虚导致的咳嗽等。覆盆子还是一个非常好的抗氧化药，具有健脑益智的作用，同时它还含有一种叫作烯酮酸的物质，能够加速脂肪的代谢，所以它也是一个非常好的天然的减肥药。覆盆子还可固护培补肾精，精血同源即肝肾同源，从而通过补肝肾达到明目的功效，因其含有相当丰富的维生素 A、维生素 C、钙、钾、镁等营养元素以及多糖，能促进肝血的生成。现代研究发现，覆盆子能有效缓解心绞痛等心血管疾病，但有时会造成轻微的腹泻。其含有丰富的水杨酸、酚酸等物质，水杨酸被称为"天然阿司匹林"，广泛用于镇痛解热、抗凝血治疗中，能有效预防血栓。长期食用覆盆子能有效地保护心脏，预防高血压、动脉粥样硬化等心脑血管疾病。

养生 | 药食

1.肾虚遗尿：芡实盆子粥 (《覆盆子治疗生殖疾病》)

配方 覆盆子 20g，芡实 50g。

制法 先将覆盆子加水煮汁，取汁去渣，加入芡实，放入糖少许煮成粥即可。

服法 粥熟即可服，早晚分 2 次服用，需要 1~2 个月方可显效。

效用 补肾，固精，缩尿。用于先天之本肾精不足固涩无力引起的小儿遗尿。

养生指导 本品对于肾虚不固引起的小儿遗尿有较好的辅助治疗作用。方中芡实有"水中人参"的美称，具有补肾固精、健脾止泻的功效；覆盆子补肾固精，缩尿，养肝明目。两者合用可以补充先天和后天，从而起到固精缩尿的作用，使肾精充足，膀胱气化功能正常，开合有力。

2. 阳痿早泄、少白头：覆盆子粥 《《本草衍义》）

配方 覆盆子 30g，蜂蜜 15g，粳米 100g。

制法 先将覆盆子洗净，用干纱布包好；粳米洗净，用冷水浸泡半个小时后捞出，沥干水分。然后将覆盆子放锅内加冷水煮 20 分钟，再把覆盆子拣出来放入粳米，大火煮开后改小火，煮到粥成调入蜂蜜拌均匀即可食用。

服法 早晚服，需要长期服用。肾精不足的腰膝酸软、须发早白、漏尿、阳痿早泄患者可长期食用，一天 2 次，连服 3 个月，效果更佳。

效用 补肝肾，益脾胃。用于肾精不足引起的须发早白、眼睛干涩，也可治疗阳痿早泄。

养生指导 中医认为阳痿早泄是因为先天之本肾虚，封藏无力，肾精不固，肝疏泄失常等原因导致的。此药膳中覆盆子补肝肾，固精收涩，调节肝肾使其疏泄有度；蜂蜜味甘，补脾胃，调和诸药；粳米健脾利水，补益中焦。三者合而用之可补肝肾，调脾胃。

3. 老年白内障：鹌鹑药粥 《《养生正道》）

配方 鹌鹑 3 只，菟丝子 30g，覆盆子 30g，枸杞子 20g，粳米 60g，细盐少许。

制法 先将覆盆子加水煮汁，取汁去渣，加入芡实，放入糖少许煮成粥即可。

服法 粥熟即可适量服用，1天2次，早晚分服，白内障患者需要长期坚持服用。

效用 补益肝肾，充养精血，明目。可用于治疗肝肾亏虚型白内障，也可用于肾气不足固涩无力引起的小儿遗尿。

养生指导 中医认为白内障是随着年龄的增长，肝肾气血亏虚，肝目失养所导致的目疾。药膳中鹌鹑为血肉有情之品，可以补五脏；菟丝子、覆盆子、枸杞子是常用的补肝肾、充气血之要药；粳米健脾利中焦；盐味咸入肾，有补肾的作用，可以用于肝肾不足的白内障、青光眼、体虚气血不足、肾炎浮肿、肥胖等等。

事项 注意

1. 肾虚有火小便不畅者慎服覆盆子。

2. 怀孕初期妇女慎服覆盆子。

广藿香以"藿香"之名始载于东汉杨孚的《异物志》，其言"藿香交趾有之"，首次明确了藿香的产地在交趾（今之越南河内地区）。藿香气香特异，味微苦，其嫩茎叶为野味之佳品，亦可作为烹饪佐料或材料，因其具有健脾益气的功效，是一种既是食品又是药品的烹饪原料，故某些比较生僻的菜肴和民间小吃中利用其丰富口味，以增加营养价值。

藿香与佛教的不解之缘："佛经当中多有记载，楞严之兜娄婆香，法华之多摩罗跋香，金光明之钵恒罗香，涅槃之迦算香，皆藿分名。"（《香与佛教》）炎炎夏日，人们难免会因为天气的原因出现一些胸闷、发热、头晕等的情况，尤其是三伏天最热的时候，每当这个时候大家都会想到喝一支藿香正气水或者藿香正气合剂，服用后往往这些不适可以得到缓解。

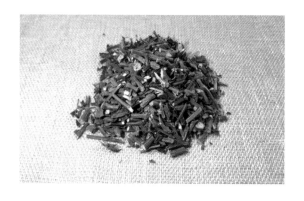

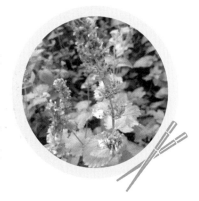

功效｜性味

藿香味辛，性微温，归脾、胃、肺经。藿香主要功效是芳香化湿，和中止呕，发表解暑。藿香可以用于湿阻中焦的病证，具有芳化湿浊、醒脾健胃的作用，藿香中的挥发油能刺激胃黏膜促进胃液分泌，增强消化功能，对胃肠有解痉作用，还有收敛止呕止泻的功效。藿香还可以用于暑湿以及湿温初起的病证，外能发表解暑而不峻，内可化湿而不燥热，因其辛温能扩张血管起到轻微发汗的作用。现代研究藿香水煎液具有广谱抗真菌、防腐、抗病毒、抗钩端螺旋体的作用，还可外用治疗疮伤和刀伤流血，也可用做防腐剂使用。另外，其气辛能通利九窍，阻止外邪内侵，有扶助正气之力，加上体轻性温，专养肺胃，故常用于急性胃肠炎、胃肠型感冒、中暑等；亦用于多种致病性真菌感染，如假丝酵母菌性阴道炎、手癣、足癣等。

养生｜药食

1. 消化不良：三仙藿香粥（《药食两用香椿的偏方》）

配方 香椿叶、焦三仙各 15g，藿香 10g，莲子 15g，洗净备用。

制法 把香椿叶、焦三仙、藿香、莲子等放入砂锅内，先用大火煮开，改用小火，煮15 分钟。

服法 去渣取汁，每日两次分服。

效用 温中理气，健脾和胃。对于脾胃虚弱所致的消化不良有较好的辅助治疗效果。

养生指导 本品对于脾胃虚弱，湿阻气滞者有较好的辅助治疗作用。方中香椿叶健脾理气，清热解毒；焦三仙健脾消食，促进胃肠蠕动；藿香健脾祛湿，止呕止泻；莲子补脾止泻，养心安神。合而健脾和胃，消食，除胀满止泻，助温暖中焦之土，缓解脾胃虚弱之泄泻，胀满等。

2. 脾胃虚弱呕吐泄泻：藿香炒鸡丝 （《食疗保健话藿香》）

配方 鲜藿香叶 50g，鸡脯肉 300g，蛋清 1 个，淀粉 10g，盐油适量。

制法 将鸡脯肉切成丝，用蛋清、淀粉、盐上浆；将鸡丝入四成热油锅中炸熟倒出；藿香切丝入锅内和鸡丝同炒熟后出锅。

服法 炒熟即可食用，每次食用适量，可每日 2 次，早晚食用。长期食用效果更佳。

效用 益气补虚，健脾补五脏。适用于脾胃虚弱，呕吐泄泻日久的病人。

养生指导 本品可以补五脏虚，作为脾胃虚弱的泄泻呕吐患者的辅助治疗食物。方中鸡脯肉补益五脏，补虚损，补虚健胃；蛋清可以补充人体蛋白质；淀粉补脾胃气血；藿香健脾化湿，止呕吐泄泻。合用健脾和胃，除湿化浊，治疗五脏虚弱、气血不足等证。

3. 感寒呃逆：陈皮藿香汤 （《百病食疗偏方》）

配方 陈皮 90g，藿香 30g，水 500mL。

制法 将陈皮、藿香放入锅内，加水 500~600mL，煎煮至 200mL，滤取汁即可。

服法 每次服 100mL，每日 2 次，直至痊愈。

效用 温中和胃，降逆止呕。适用于胃寒性呃逆。

养生指导 机体受寒或贪食寒凉食物，致胃中寒凉拘急，胃气上逆，可服用此方。方中陈皮散寒祛湿，藿香健脾和胃，祛湿止逆，二者合用既散胃中寒邪又祛湿补益脾胃。本品对于胃中寒性呃逆者尤佳。

 注意事项

1.本品芳香温散伤阴，故阴虚火旺、舌绛光滑、邪实便秘以及胃弱、胃热作呕的人不宜服用。

2.藿香久用会耗气，使用时应注意。不宜超量、久服。

3.孕妇慎用。

人参，最早见于《神农本草经》，奉为上品，历代中医本草均有收藏，因其根似人形而得名，是一种应用广泛、名贵的中药。人参为五加科多年生草本植物人参的干燥根和茎，现在我们会看到许多不同的名称，如野山参、移山参、生晒参、白参、红参等，这些名称是根据人参的生长环境、生长条件、生长期、加工方法等不同来区分的。

野山参：野生者称为"野山参"，现在非常稀少，价格昂贵，但功效强。野山参以支大、芦长、体灵、皮细色嫩黄、纹细密、饱满、浆水足、无破伤者为佳，支头大者为上品。

移山参：由野山参幼苗移栽到参地后再人工培育，或将幼小的园参移植于山野而成长的人参。移山参产量比较低，价格比较高。现在市场上所谓的野山参，很多都是移山参。

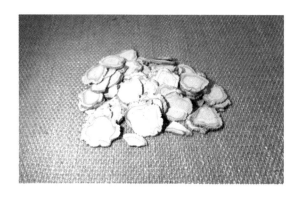

园参：是人工种植的人参，产量高，价格比较低，市场上最多。园参经晒干或烘干，称"生晒参"；若将鲜参剪去支根及须根，洗刷干净，蒸2~3小时，至参根呈黄色、皮呈半透明状时，取出烘干或晒干，即为"红参"；若将鲜参洗净，焯烫浸糖后干燥者称"糖参"或"白参"。

传说故事：《太平御览》载人参"形态似人，功参天地"，故名人参（亦有称人身）。《广五行记》中云："隋文帝时，上党一人宅后每夜有人呼叫，求之不得，去宅一里许，见人参枝叶异常，掘地入之五尺，得人参，如人体，四肢毕备，呼声随绝，观此则土精之名可证也。"故又有土精、地精、神草、鬼盖、黄参、血参、棒槌等名。

南宋谢翱有诗云：

移山参

移参窗北地，经岁日不至。

悠悠荒效云，背植足阴气。

新而养陈根，乃复作药饵。

天涯藜藿心，恰尔独种参。

性味 功效

人参，味甘，微苦，微温，归脾、肺经。人参的主要功能是补气提神。补气是指人参能增强人体各个脏器的生理功能，包括提高人体的免疫功能，据古代医书《神农本草经》记载，凡是各脏疾病出现气虚证时，均可考虑运用人参，古方"独参汤"就是运用一味人参煎服，抢救虚脱危重疾病的方剂，当身体严重虚弱甚至发展到极度衰竭的阶段，即可服用此方。提神是指人参对神经系统具有兴奋作用，能提高机体的活力，减轻疲劳感。人参可用于劳伤虚损、食少倦怠、反胃吐食、大便溏泻、虚咳喘促、自汗暴脱、惊悸健忘及一切气血津液不足之证。

1. 气血不足的虚劳：参枣汤 （《十药神书》）

配方 人参10g，大枣5枚。

制法 人参切片、大枣洗净备用，人参放入砂锅中，加清水浸泡半天，加大枣，煮约1小时即成。

服法 每日2次，早晚分服，气血虚弱的需要长期口服。

效用 本品有大补气血之功效。适用于气血亏虚，虚弱劳损之证。

养生指导 本品为大补气血的代表方。长期调摄不当、久病失于调治或失血过多，均可导致气血严重亏虚和虚弱劳损，法宜大补气血。方中以人参为主，大补元气；以大枣为辅佐，补气养血。人参与大枣配伍，可益气生血，合用而成大补气血之方，可用于贫血。本品补益之力较强，实证、热证者不宜食用。

2. 肺虚喘证：人参胡桃汤 （《济生方》）

配方 人参10g，胡桃肉5个，生姜5片。

制法 人参切片，胡桃肉洗净，放入砂锅中，加生姜、清水，煮约半小时即成。

服法 每日1~2次，每次适量，需要服3个月左右。

效用 本品有补气温肺、定喘止咳之功效。适用于虚寒喘咳，肺虚久咳之证。

养生指导 本品原用于胸满喘急，不能睡卧，为补气温肺、定喘止咳的常用方。肺气虚寒，不能温煦，气失所主，则见喘咳，法宜补气温肺，定喘止咳。方中以人参、胡桃肉为主，人参补益肺气，胡桃肉温肺定喘咳；以生姜为辅佐，温肺止咳。三者合用，共奏补气温肺、定喘止咳之功。本品补益之力较强，可治疗以肺虚为主的久咳久喘。本品用胡桃肉宜连皮使用，以增强定喘止咳的作用，又由于本方重在温补肺气，实证或阴虚喘咳者不宜食用。

3. 慢性病愈后调理：人参莲肉汤 《经验良方》

配方 人参 10g，莲子（去心）50g，冰糖适量。

制法 人参、莲子放于小碗内，加水适量，浸泡半日，再加冰糖。将碗放在蒸锅内，蒸 30 分钟即可。保留人参，次日可再加莲子，如法浸泡蒸制，可连续使用人参 2~3 次。

服法 每次蒸制后，喝汤，吃莲子。长期服用效果较好。

效用 本品有健脾益气、补肾养心的功效。适用于体弱、病后、产后气虚所致的倦怠、乏力、自汗、失眠、泄泻等证。

养生指导 本品为民间常用滋补小食品，尤其老年人或病后康复患者多用。其中莲子性平和，长于健脾、益肾、养心；配以人参，除可增强其益气之效外，还可生津止渴，调和荣卫。

4. 自汗心悸：人参猪腰汤

配方 人参 10g，猪腰一只，当归身 10g。

制法 猪腰子一只，洗净，对半切开，清除里面的白色筋膜，加入水 800mL，煮至 600mL，将腰子细切，入人参、当归，同煎至 400mL。

服法 每次 200mL，每日 2 次，早晚各服一次，吃腰子，以汤送下，长期服用较好。

效用 补益心肾，益气养血。治疗心气虚损，怔忡而自汗者。

养生指导 本品气血双补，大补元气。猪腰补肾，人参、当归益气养血，既能用于心气不足所致的短气、心慌、自汗，也能用于肾气不足所致的腰酸腰痛。

注意事项

1. 服用人参必须循序渐进，不可操之过急，更不能过量服食。由于人参偏热，长期大量服用，可能会导致患者出现头痛、失眠、心悸、血压升高、精神抑郁等不良反应，俗称"滥用人参综合征"，因此，患者一定要在医生辨证施治的基础上服用人参。

2. 用时去参芦。

3. 服用人参时，不要吃生萝卜，会减轻人参的补益作用。

4. 发热、咳嗽时不适宜服用人参。

5. 健康的儿童不适宜服用人参，以免发生性早熟。

6. 无气虚症状的人群不宜服用；高血压人群慎用；体质较强壮的年轻人及实热证病人，服用后常感闷气、胸闷、腹胀，使用时更需谨慎。

芫荽

香菜之王

芫荽原产于地中海沿岸，西晋张华在《博物志》中就有记载："张骞使西域，得大蒜、胡荽。"由此可知芫荽是由张骞出使西域后引种入中国。芫荽气味较为浓烈，更多用于烹饪内脏、海鲜类菜肴，因其中的挥发油能去除肉类的腥膻味，而且芫荽药用价值较大，有散寒、健胃的作用，是各类烹饪都可使用的调料。本品也可用于解食毒菌中毒。在20世纪50年代的欧洲，一位年轻的士兵被卷入无情的战争，他告别心爱的女孩后，从此再也没有回到故乡。每当女孩忆起他们相拥的往昔，仿佛听到远方一声声催人泪下的呼唤："你去斯卡布罗集市吗？那遍布芫荽、鼠尾草、迷迭香和百里香的小山坡，代我向那儿的一位姑娘问好，她曾经是我的爱人，叫她为我做件麻布衣衫……"有一位不知名的译者，将之译成了文言文："问尔所之，是否如适。蕙兰芫荽，郁郁香芷。彼方淑女，凭君寄辞。伊人曾在，与我相知。"句句震撼人心。在中世纪的欧洲，象征力量、忠

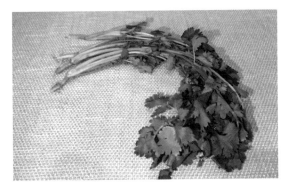

诚、挚爱、挂念的几种植物欧芹、鼠尾草、迷迭香和百里香，被译者替换成中国古代具有象征意义的蕙兰芫荽，更为贴近人们的理解。（《芫荽爱情故事》）

功效｜性味

芫荽，味辛，性温，归心、肺、胃两经，其主要功能是疏风散寒，发表透疹，开胃。疏风散寒，发表透疹是指芫荽能透发风疹及麻疹，有促进外周血液循环及祛风解毒的作用；开胃是指芫荽有促进胃肠蠕动，加快胃排空的作用，故本品适用于小儿麻疹及风疹透发不快，以及肉类食物中毒等证。临床上应用取其辛温香窜之性，内通心、脾、小肠，外达腠理四肢，散风寒及祛除一切不正之气，所以发热头痛可除，谷食停滞可消，痘疹不出可使之透。在食用鸡、鸭、羊肉、鱼肉、猪肉时，加入本品能祛腥而令味美。误食菌类中毒时，服芫荽子可解毒。芫荽制成芳香的乳剂溶液，可用于化脓性疾病的创面上，可以使创面洁净，促进肉芽形成。干芫荽煎汤饮之，可治疗产后无乳，脱肛用芫荽子烟熏患处可助肛门回缩。

养生｜药食

1. 脾失健运之水肿：黄骨鱼豆腐芫荽汤 （《食疗药膳》）

配方 黄骨鱼3条（约750g），豆腐3块，芫荽100g，生姜、香葱、盐、料酒、食用油等各适量。

制法 先将豆腐洗净，每块切成6小块，芫荽洗净备用，生姜切丝，香葱切粒备用。黄骨鱼宰杀，去除内脏及腮，洗净，放入油锅中煎至八成熟（煎时洒少许料酒）后，放入豆腐，加入清水 1500mL，煮沸 15 分钟，加入生姜丝、芫荽，再煮 5 分钟，加入适量盐调味，撒上香葱粒即可。

服法 每次食用适量吃肉喝汤，可早晚服用，水肿病人一般服 14 天为一疗程。

效用 益气和中，祛风除湿，清热解毒。对于夏秋之交脾虚失运水湿内停的水肿病，或风湿热毒所致诸证有较好辅助治疗效果。

养生指导 本品对于脾胃水湿内停者有较好的辅助治疗作用。方中黄骨鱼祛风利水，解毒敛疮；豆腐长于益气和中，生津润燥，清热解毒；芫荽发汗透疹，消食开胃，解毒。诸物合用，共奏益气和中、祛风除湿解毒之功。

2. 感冒：芫荽糖饮 《养生月刊》2021 年 03 期）

配方 芫荽 30g，饴糖 30g，米汤半碗。

制法 将芫荽、麦芽糖、米汤放入碗内，放到蒸笼上，糖蒸融化后即可。

服法 熟后即可食用，每日 1~2 次，一般服用 5 天。

效用 温中和胃，祛风散寒。

养生指导 机体受寒或贪食寒凉食物，致感冒怕冷，可服用此方。方中米汤、麦芽糖补脾益气，芫荽发表散风寒，三者合用既散表之寒邪又补胃中之气，对于脾胃虚寒型感冒有奇效。

3. 消化不良：香菜消食汤 《冬季食香菜》2014 年 01 期）

配方 芫荽 50g，神曲、陈皮各 10g，生姜 3 片。

制法 将三者洗净，放入锅中，加清水适量，水煎取汁。

服法 频频饮服，每日2次，连续3~5天症状即改善。

效用 健脾益气开胃。适用于食欲不振、消化不良的患者。

养生指导 本小方可以作为改善消化不良、食欲不振的辅助治疗。方中香菜开胃，促进胃肠功能；神曲健脾开胃，益气散结；陈皮健脾燥湿；生姜温胃散寒，健脾。诸药合用，共同起到健脾消食、化湿和胃的作用。

注意事项

有伤口者不宜吃，芫荽性质辛温，是发物的一种，如果在身体有伤口的情况下食用了过多的芫荽，可能会影响伤口的愈合。

玫瑰花

徘徊花

玫瑰花是蔷薇科植物玫瑰的干燥花蕾。玫瑰花始载于明代姚可成的《食物本草》。玫瑰花可提取高级香料玫瑰油，玫瑰油价值昂贵，故玫瑰有"金花"之称。本品气味芳香，性温活血，能治疗肝胃气痛、经前乳房胀痛、跌打损伤等疾病，也是常用的香料。在中国，玫瑰和蔷薇、月季被誉为"蔷薇三杰"，而玫瑰又是其中的"天之骄子"。在我国古籍上，这三种花统称为蔷薇，而在国外则统称为玫瑰，其实这三者是不同的。玫瑰花的观赏特点一是色艳，二是花香。由于玫瑰花浓香丽色，常常使观赏者爱而难舍，留恋徘徊，所以玫瑰花有"徘徊花"之别称。玫瑰花是国花之最，我国银川、兰州、乌鲁木齐等城市把玫瑰花定为自己的市花。玫瑰花之所以受到如此厚爱，与人们把它视为崇高、美丽、纯洁、光明的象征有关。

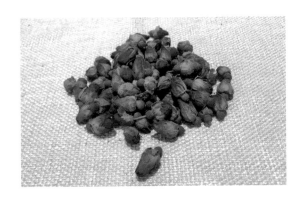

性味 功效

玫瑰花，味甘，微苦，性温，归肝、脾经。玫瑰花的主要功能是疏肝解郁，活血止痛。玫瑰花能舒畅调达肝的气机，能抑制人的低落情绪，促进人体分泌抗抑郁激素，改善体内荷尔蒙失调，对生理失调及更年期荷尔蒙分泌不足有调理作用。玫瑰花还可以行气活血，促进血液循环，使局部供血充足达到止痛的效果。现代药理研究表明，玫瑰油有促进大鼠胆汁分泌的作用，并对实验性动物心肌缺血有一定的保护作用，可以治疗气滞血瘀型冠心病、胃痛、消化不良、肺结核咯血、梅核气等疾病。《本草正义》："玫瑰花，香气最浓，清而不浊，和而不猛，柔肝醒胃，留气活血，宣通窒滞而绝无辛温刚燥之弊，断推气分药之中，最有捷效而最为驯良者，芳香诸品，殆无其匹。"

药食 养生

1. 肝胃不和之胃痛：茉莉玫瑰冰糖粥 (《药食同源与健康》)

配方 玫瑰花 20g，茉莉花 30g，粳米 100g，冰糖 30g。

制法 茉莉花、玫瑰花用凉水漂洗干净备用，粳米淘洗干净，浸泡半小时，然后与茉莉花、玫瑰花放入锅中，留几片玫瑰花瓣备用，锅中加入 1000mL 凉水，先用大火煮沸，然后换成小火煮至米开汤浓，停火，加入冰糖溶化，食用前撒上玫瑰花瓣即成。

服法 加入适量冰糖，每日 2 次，早晚分服，一般服 5 天左右症状可改善。

效用 本品有疏肝解郁的作用。适合于心情郁闷、胃痛、痛经的人食用。

养生指导 茉莉花、玫瑰花都有解郁理气的作用；粳米有补脾胃的作用；冰糖有补中益气、润肺的作用。此粥具有疏肝解郁、活血调经、安神的作用，四季皆可食用，春节尤宜。

2. 色斑：玫瑰柑橘茶 *(《一味药疏肝解郁》)*

配方 干玫瑰花6g，柑橘3瓣，冰糖适量。

制法 将玫瑰花、柑橘、冰糖一起放入杯中，冲入沸水焖泡5分钟即可。

服法 适量频频饮服，一般色斑患者需要长期代茶饮2~3月较宜。

效用 本品有疏肝解郁的功效。适用于肝郁气滞胸胁胀痛，心情烦闷不舒的慢性肝炎、肝硬化、脂肪肝等，皆宜长期饮用，春季饮用尤宜。

养生指导 玫瑰花解郁理气；柑橘味酸入肝经，能增强肝脏解毒功能，理气消积；冰糖有补中益气、润肺的作用。三者泡水可以柔肝舒肝，理气消积，解郁，防治各类肝病。

3. 情绪抑郁：玫瑰西米露 *(《一味药疏肝解郁》)*

配方 西米、蜂蜜各50g，玫瑰花、白糖各100g。

制法 将玫瑰花洗净放入锅中，加入白糖、蜂蜜和适量水，文火熬煮成玫瑰酱，装瓶密封保存；西米洗干净，泡1个小时，待西米吸足水分后再放入锅中煮，加水适量，小火煮至米粒透明，盛入碗中，拌入适量玫瑰酱即可。

服法 适量频频饮服，一般色斑患者需要长期代茶饮2~3月较宜。

效用 本品有疏肝解郁之功效，适用于心情郁闷，情绪不好的人。

本品可作为人们心情郁闷情绪波动大时的常用小食品。其中，西米味甘，性温，长于健脾、补肺和化痰；蜂蜜味甘补益脾胃，缓急止痛，还能改善血液成分，增强心脑血管的作用，对肝脏也有保护作用、补益作用，可以消除疲劳，提高人体免疫力；玫瑰花疏肝解郁，有促进肝细胞再生的功能；白糖性平，味甘，补中气，润肺生津，能提高人体免疫功能。这几种食物结合能改善心情，有效舒缓不良情绪，长期食用还能起到美容的效果。但要注意，糖尿病人禁止使用。

注意事项

1. 玫瑰花有促进血液循环的作用，怀孕妇女或正值经期的妇女应避免食用。

2. 玫瑰花有收敛的作用，便秘者不宜过多饮用。

松花粉

植物生命的精华

在我国很早就有关于松花粉应用的记载，当前可追溯的最早一部记载松花粉的当属唐朝的《新修本草》，书中指出松花粉是一种性味甘平无毒的药物，而《神农本草经》更是直接将"松黄"奉为上品。本品为松科植物马尾松、油松或其同属数种植物的花粉。松花粉是一种营养丰富的天然物质，可以说是浓缩的营养剂，不单包含着母体植物的生命遗传信息，而且还有孕育一个新生命的全部营养物质，被誉为"植物生命的精华"，素有"天然营养库"的美称。松花粉含有丰富的蛋白质、核酸、氨基酸、碳水化合物和丰富的矿物质。我国唐代刘恂在其所著的《岭表录异》中记载了这样一个故事：相传晋代白州的双角山下有一口"美人井"，凡是从这个井里打水喝的人家，所生的女儿个个如花似玉，别处的人都很奇怪。只有当地人知道这其中的奥妙，原来，井边及井旁的崖壁上遍生四季常青的松树，松花开放时，大量松花粉飞落到井中，井水便成了天然的美容滋养液，常喝这样的井水自然使人皮肤细腻，容颜美丽。

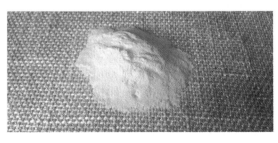

松花粉，味甘，性温，归肝、脾经。主要功能是祛风益气，燥湿，收敛止血。松花粉因补益肺脾阳气而祛风燥湿，可以用来治疗气血不足之证，如头晕眼花、肝硬化、脂肪肝、病后脱发、皮肤顽疾。本品外用可以收涩止血，增加血管韧性而起到止血的作用。松花粉含有油脂，有润肠通便之功。现代药理研究发现，松花粉在保护肝脏、抗衰老、预防前列腺增生、降血糖、保护心脑血管、修复放化疗损伤、减轻更年期症状等方面效果显著。

1. 胃及十二指肠溃疡：松花粉 *（《百草养生趣事》）*

配方 松花粉 100g 备用。

制法 将松花粉 6g 放入碗中，加热水适量泡 5 分钟。

服法 每日 2~3 次，空腹服用。胃及十二指肠溃疡患者宜服用 2~3 个月。

效用 补脾胃，润五脏。适用于胃及十二指肠溃疡引起的消瘦、便秘等。

养生指导 本品甘温健脾益胃，可促进胃黏膜修复，脾胃为气血生化之源，促进气血生成，故本品能补益精血，同时还可润肠通便。可用于脾胃虚弱，精血乏源，肝肾不足之证。

2. 久痢不止：松花粥 *（《药食同源与健康》）*

配方 松花粉 10g，大米 100g 洗净备用。

制法 松花粉 10g 放入碗内，先将大米放入锅中，加水适量，大火煮沸，改为小火慢煮，煮至米熟汤黏稠，放入松花粉搅拌均匀即可服用。

服法 每日服两次，早晚分服，脾虚泄泻患者宜服 1~2 个月。

效用 补益脾胃，健脾止泻。适用于脾虚纳差，久泻不止。

养生指导 本品可用于长期脾胃虚弱，脾失健运，升降失调导致的泄泻。方中松花粉补益脾胃，健脾升阳，保护胃黏膜；大米味甘，补益中焦脾胃，促进胃肠消化吸收。二者合用，共奏补脾建中、升阳止泻之功。

3. 脾胃虚弱胃痛：松花饼 （《松花粉与中医养生》2018 年 28 期）

配方 松花粉 6g，面粉 100g，蜂蜜适量。

制法 松花粉和蜂蜜和成馅，面粉加水适量和面擀皮，将和好的馅放入皮上包成饼，上笼蒸熟即可。

服法 可每日 2 次适量食用，也可作为主食长期食用。

效用 补益中焦脾胃，缓急止痛。适用于脾胃虚弱的胃痛或者体质虚弱者。

养生指导 本品可用于中焦脾胃虚弱、中焦虚寒所致的痉挛性疼痛。方中松花粉健运中焦脾胃，温运生发脾阳，面粉滋补五脏，蜂蜜补虚缓急止痛又调和诸药。

注意事项

1. 本品甘温，多食可上火，故上焦易上火者应慎用。

2. 有花粉过敏者禁用。

橘皮一般指陈皮，橘皮又称为陈皮和广陈皮，最早记载于《神农本草经》，奉为上品。陈皮以广东所产为佳，历史贸易中特称"广陈皮"，以别于其他省所产。新会陈皮具有很高的药用价值，又是传统的香料和调味佳品，所以向来享有盛誉，早在宋代就已成为南北贸易的"广货"之一，现行销全国和南洋、美洲等地区。

《泊宅编》记载：橘皮宽膈降气，消痰逐冷，有特殊功效。其他药物多以新鲜为珍贵，唯有橘皮以陈年者为佳。橘皮品种又以洞庭一带所产为最佳。作者的舅舅莫强中做江西半城县令时，突然得了消化系统的病证，吃过饭后，便立即感到胸闷，十分难受，用方百余帖，病情未有改变。偶得一同族的偏方，称合橘红汤，煎来早晚饮服，数帖之后，吃饭有了味道。一日莫强中坐堂视事，操笔批阅文件，顿觉有一物坠入腹中，感觉十分明显。莫强中大惊，汗如雨下，小吏扶其归后宅休养。须臾间，腹痛

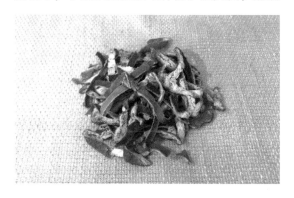

便急，解下数块坚硬如铁弹丸的东西，腥臭不可闻。从此，莫强中胸部渐渐宽舒。原来他解下的是脾胃冷积之物。询问作者是何药起了作用，作者说："阿舅，你病有十年多了，药饵吃下百余帖，论品类也有数百种，而治疗胸闷之证，橘皮有特效，那是古籍中记载过的。"

 功效｜性味

陈皮，味辛、苦，性温，归脾、胃、肺经。陈皮的主要功能是行气调中，燥湿化痰。行气调中是指陈皮可助人体气机运行，调和中焦，可治疗腹胀、恶心呕吐、脾胃消化不良等疾病；燥湿化痰是指陈皮可调理中焦痰湿之证，也可调理肺部寒痰、湿痰，如脾胃寒湿困阻之腹胀、泄泻，肺部湿痰壅滞之咳嗽痰多、胸闷呕逆等证。

养生｜药食

1. 急性病毒性肝炎：陈皮瘦肉粥 《药疗不如食疗》

配方 陈皮 9g，猪瘦肉 50g，大米 100g，精盐 3g。

制法 陈皮润透切片，猪瘦肉洗净，切成颗粒状，大米淘洗干净。将大米放入锅内注入适量的清水，用武火烧沸，加入猪瘦肉、陈皮、精盐，转用文火煮 45 分钟即成。

服法 饭前热服。

效用 行气健脾，补气补血。适用于急性病毒性肝炎的患者食用。

养生指导 本品中陈皮行气健脾，瘦肉和大米补益气血，达到调理人体的气血不足的作用。陈皮对胃肠平滑肌具有双向作用，能促进消化液分泌，也具有保肝利胆、抗炎抗病毒的功能。

2. 胃、十二指肠溃疡：陈皮甘草膏 《民间方》

配方 陈皮、甘草各100g，蜂蜜适量。

制法 将陈皮、甘草洗净，加水适量，浸泡透发，再加热煎煮，每20分钟取煎液1次，加水再煎1次，共煎取3次；然后合并煎液，再以小火煎熬浓缩，至成膏时，加蜂蜜1倍再煎，至沸停火，待冷，装瓶备用。

服法 每日2次，每次1汤匙，热水冲服。

效用 补中益气，行气健脾。适用于胃、十二指肠溃疡。

养生指导 本品补气行气以健脾，方中陈皮行气调中，又具有抗溃疡的药理作用；甘草补脾气，同时也具有抗溃疡、抑制胃酸分泌的作用；再以蜂蜜制膏可缓急止痛，促进创伤组织愈合。三者共用，可行抗溃疡的功效。

3. 解酒：橘皮醒醒汤 《饮膳正要》

配方 香橙皮610g（去白），陈橘皮610g（去白），檀香150g，葛花305g，绿豆花305g，人参76g（去芦），白豆蔻仁76g，盐230g（炒）。

制法 以上为细末。

服法 每日饭前5g，米汤冲服。

效用 解酒，醒脾，止呕。治酒醉不解，呕噫吞酸。

养生指导 本品可解酒，治疗呕吐呃逆吞酸。方中香橙皮可解酒，治疗呕吐吞酸；陈皮可行气止呕；檀香芳香行气止呕；葛花解酒醒脾；绿豆花解酒毒；人参生津止渴，缓解因酒精所致的口渴；白豆蔻解酒止呕；再以盐补充因呕吐过多所致的钠的丢失，以防电解质紊乱。全方以解酒为重，同时兼顾酒精服用过多所致的津液不足及电解质紊乱，可谓解酒良方。

 注意事项

1.阴虚火旺及实热的人不适合食用陈皮，以免火上加火导致胃热的产生。

2.虚弱、吐血的人不可服用。

当归，最早记载于《神农本草经》，列为中品，历代中医本草均有收载，是一种应用广泛的中药。根据药用部位不同，将其分为：当归身、当归尾、全当归，补血用当归身，活血用当归尾，和血用全当归。

当归有回归之意，民间也有许多与当归相关的小故事。相传，有个新婚青年上山采药，对妻子说三年回来，谁知一去，三年仍不见回来。媳妇因思念丈夫而忧郁悲伤，得了气血亏损的妇科病，后来只好改嫁。谁知后来她丈夫又回来了。她对丈夫哭诉道："三年当归你不归，片纸只字也不回，如今我已错嫁人，心如刀割真悔恨。"丈夫也懊悔自己没有按时回来，遂把采集的草药根拿去给媳妇治病，竟然治好了她的妇科病。"当归不归，娇妻改嫁"的悲剧教训着实让人叹息不已。(《中国医药指南》2004 年第 8 期)

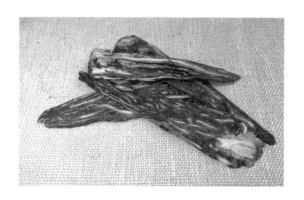

血家圣药

当归

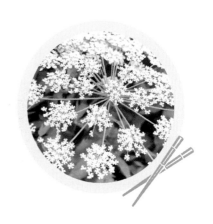

功效｜性味

　　当归，味甘、辛，性温，无毒，归心、肝、肺经，有补血活血、调经止痛、润肠通便之功，主治血虚萎黄、眩晕心悸、月经不调、经闭痛经、虚寒腹痛、肠燥便秘、风湿痹痛、跌扑损伤、痈疽疮疡，古书亦有止咳的记载。现代研究发现，本品可降低血小板聚集及抗血栓；促进造血系统功能，补血活血；降血脂及抗动脉硬化；抗氧化和清除自由基；增强免疫系统功能；对子宫具有兴奋及抑制的双向性作用。老人体弱、妇女产后、血虚肠燥的虚秘，不可孟浪用硝黄攻下，当归补血润肠通便，是为首选。

养生｜药食

1. 寒疝：当归生姜羊肉汤

《金匮要略·腹满寒疝宿食病脉证治第十》

配方 当归45g，生姜75g 克，羊肉250g。

制法 上三味，以水1600mL，煮取600mL。

服法 温服200mL，日三服。

效用 温经散寒，润燥补血。

养生指导 当归可补血养血，生姜可温补脾胃，羊肉可温补气血，三者合用可治寒疝、腹冷痛，特别适合冬季食用。且此方还可以辅助治疗产后血虚、月经量少、气血双亏等证。

2. 血虚头痛：当归酒 (《外台秘要》)

配方 当归30g，米酒150mL，水150mL。

制法 将上三味慢火煎至150mL，去渣。

服法 温服。

效用 补血活血止痛。

养生指导 当归补血活血，化瘀止痛，酒无经不达，载药上行，势尤捷速，故二者合用治血虚头痛。

3. 补气养血：当归补血汤

配方 红蟹2只（约750g），当归10g，黄芪50g，枸杞子50g，杜仲50g，黑枣100g，米酒250g，清水适量。

制法 ①红蟹洗净、起壳、去鳃，切块备用；②将切好的红蟹放入锅内，加入当归、黄芪、枸杞子、杜仲、黑枣及适量清水，再加入米酒，用文火焖煮约1小时即可。

服法 温服，每周1~2次，吃蟹肉喝汤。

效用 补气养血，滋补肝肾。

养生指导 本方为民间经验方。黄芪、当归补气生血；杜仲补肝肾、强筋骨、安胎；枸杞子滋补肝肾，益精明目；黑枣与红枣成分、功效类同，但黑枣补血的效果更佳。诸药合用，共奏益气养血之功。

注意事项

1. 热盛出血患者禁服。

2. 湿盛中满及大便溏泻者慎服。

山柰古称三赖，始载于《本草品汇精要》，《岭南采药录》又称山柰为沙姜。其为姜科植物山柰的根茎。冬季挖取两年生的根茎，洗去泥土，横切成片，用硫黄烟熏1天后，铺在竹席上晒干。切忌火烘，否则变成黑色，缺乏香气。

山柰辛温发散，不仅作为药材，日常生活还常被用作调味料。黄仲华于书中写道：山柰，姜科，多年生宿根草本。地下具块状根茎，有香味，干燥后使用，有镇心腹冷痛及牙痛等作用。本品还可用于肉食品如扒鸡、熏鸡中作增香香辛料，故现在山柰可以作为各种菜肴的调味料，无论是与鸡肉、牛肉还是猪肉一起食用，都味香可口。也可以用于配制卤汁，或作五香料的配料。

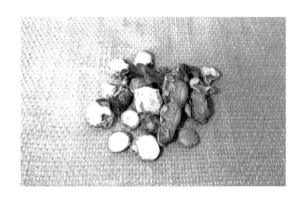

功效｜性味

山柰，味辛，性温，归脾经，功能暖中辟恶，治心腹冷气痛、寒湿霍乱、风虫牙痛。山柰煎剂在试管内有抗菌作用；其乙醇提取物具抗组胺作用；此外，本品还对肠道有疏通作用、抗癌作用。现在常用治胸膈胀满、脘腹冷痛、饮食不消。外用治牙痛时配伍麝香具一定止痛作用，尚可治痛经及肺癌、肝癌、挫伤等；内服可治咳嗽、上呼吸道感染及消化道溃疡。

养生｜药食

1. 心腹冷痛：心腹冷痛方 《濒湖集简方》

配方 山柰、丁香、当归、甘草等份。

制法 上几味药研末，以醋糊丸，黄豆大小。

服法 每服三十丸，以酒送服。

效用 温中散寒，理气止痛，补益心阳。

养生指导 山柰可温中散寒，开胃消食，理气止痛；丁香温脾胃；当归补血养血；甘草温中下气。本品研末以醋糊丸，以酒送服，可进一步加强温阳祛寒的效果。

2. 去污香发：香发散 《清宫医案》

配方 零陵香 30g，辛夷 15g，玫瑰花 15g，檀香 18g，川大黄 12g，生甘草 12g，粉丹皮 12g，山柰 9g，公丁香 9g，细辛 9g，苏合香油 9g，白芷 9g。

制法 先将诸药细末用苏合香油拌和，晾干再研细面备用。

用法 使用时将药粉掺匀于发上，后用密梳篦去。

效用 去污香发、生发。原方记载：久用落发重生，至老不白。

养生指导 此方为一种头发干洗方；用时只需将药粉洒于头上，用篦子梳理，就能达到去污香发、生发的作用。零陵香、檀香、公丁香、苏合香、玫瑰花等芳香药富含挥发油，有刺激扩张头皮毛细血管、改善头皮血液循环、促进毛发再生的效果；配白芷、细辛、辛夷、山柰，能起到祛风止痛、燥湿止痒的功效；丹皮、大黄可清热活血；甘草能清热解毒消炎。诸药配伍，可起到促进毛发生长、香发、黑发的功效。

3. 养容美白：玉容散 《集验玉容散》

配方 僵蚕、白附子、白芷、山柰、硼砂各10g，石膏、滑石各16g，白丁香7g，冰片2g。

制法 上九药研成极细粉。

用法 每晚睡前用水或牛乳调匀，搽面部。

效用 润肤美白。

养生指导 此方源自《集验玉容散》，它是在《医宗金鉴》玉容散的基础上加减而成的。可以治疗黑斑、皮肤粗糙，也可美白和去粉刺。之后还有其他方子加有通透性强的冰片的，是美容润肤之品，可使面部黑斑消退，容颜美好。

注意事项

阴虚血亏及胃有郁火者禁服。

草果

宋代《太平惠民和剂局方》是目前发现最早记载草果入药的典籍，书曰："草果饮，治脾寒疟疾。紫苏叶，草果仁……"，称本品为"草果"，并载有处方名"草果仁"。草果为姜科植物草果的果实，本品常栽培或野生于疏林下，10~11月果实开始成熟，变为红褐色而未开裂时采收，晒干或微火烘干。

草果仁：拣净杂质，置锅内文火炒至外壳焦黄色并微鼓起，取出稍凉，碾去壳，过筛取仁。

姜草果仁：取草果仁，加姜汁与水少许，拌匀，微炒，取出，放凉。（每100斤草果仁，用鲜姜10斤取汁）

草果作为调味料使用也有悠久历史，明代陈嘉谟《本草蒙筌·卷二·草果》云："气每熏人，因最辛烈，夏月造生鱼鲝，亦多用此酿成。故食馔大料方中，必仗以为君也。"现在用草果来烹调菜肴，可去腥除膻，增进菜肴味道；烹制鱼类和肉类时，有草果其味更佳；炖煮牛羊肉时，放点草果，既使羊肉清香可口，又能去羊膻味。

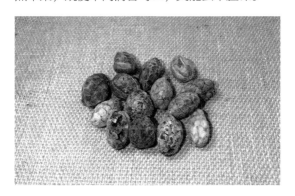

🐟 性|功效 味

草果，味辛，性温，无毒，入脾、胃二经，属化湿药，可燥湿温中，除痰截疟，用治寒湿内阻、脘腹胀痛、痞满呕吐、疟疾寒热。国内外研究表明，草果具有调节胃肠功能、减肥降脂、降血糖、抗氧化、抗肿瘤、防霉和抗炎镇痛等药理作用，临床上主要运用于脘腹胀痛等证。对于草果的化学成分，国内外主要集中于草果挥发油成分的研究，研究表明不同产地、不同形状及不同提取方法提取的草果挥发油的化学成分存在一定差异，但其主要成分总体差异不大，以 1,8- 桉油素和香叶醇为主。

🍵 养生|药食

1. 婴儿奶积：**山楂草果仁汤**（《湖南中医杂志》2021 年 05 期）

配方 焦山楂 10g，草果仁 10g。

制法 上两味药煮水。

服法 代茶频服。

效用 温中燥湿，健脾开胃，消食化积。

养生指导 草果燥湿温中，山楂健脾开胃，消食化积，二者合用，可以温中健脾，消食化积，且此汤用材简单易寻找，方便帮助家长解决婴幼儿积奶问题。

2. 四肢不温：**肉桂羊肉汤**（《天下养生网》）

配方 羊肉 1000g，肉桂 10g，草果 5 个，香菜及调味品适量。

制法 将羊肉洗净，切块，余药布包，加水同炖沸后，调入胡椒、姜末、食盐、黄酒等，炖至羊肉熟烂后，去药包，调入葱花、味精及香菜等，再煮一二沸即成，每日1剂。

服法 每日1剂，可代餐食用。

效用 健脾温肾。适用于脾肾阳虚所致的四肢不温、纳差食少、腰膝酸软、脘腹冷痛等。

养生指导 羊肉性温，可补肾壮阳，补虚温中，温补气血；肉桂可温通经脉，散寒止痛；草果燥湿温中。三者合用，可健脾温肾，治疗脾肾阳虚所致的四肢不温、纳差食少、腰膝酸软、脘腹冷痛等，冬季可适当多食用。

3. 厌食：五香姜醋鱼 （《河南中医》1988年02期）

配方 藿香、砂仁、草果仁、橘皮、五味子各10g，鲜鲤鱼1条。

制法 藿香、砂仁、草果仁、橘皮、五味子共研细末，过筛后备用。取鲜鲤鱼一条，放油锅内煎、炸数分钟，加入碎生姜5g，并入五香粉3g，翻动后加入米醋一小杯，放入菜盘内令人嗅之，使其口流唾液。

服法 代餐食用。

效用 健脾开胃，促进食欲。

养生指导 此为民间方。方中藿香、砂仁、草果仁芳香化湿而重在醒脾，橘皮行气而和胃，五味子益气生津而敛阴，米醋有敛肝胃之功，鲤鱼味道鲜美，可促进食欲。诸药合用，使脾气升，胃气降，补而不滞，温而不伤阴，五味俱全，为治疗厌食症之妙方。

注意事项

1. 无寒湿者慎服。

2. 阴虚血少、津液不足者禁服。

姜黄始载于《新修本草》，为姜科植物姜黄或郁金的根茎，浙江地区将郁金根茎在鲜时切片晒干，名"片姜黄"。姜黄，人工栽培或野生于平原、山间草地或灌木丛中。姜黄不仅作为药材、食材被广泛使用，在染色织造业中也有突出的贡献。法国尚黛尔·德尔凡、埃里克·吉通在《染色植物》中记载：姜黄的有效染色成分是姜黄素。将姜黄的根状茎干燥后去皮，碾磨成粉作为染料，在欧洲，这种染料的用途被局限在将粉末加水调和用来"给黄木樨草染料镀金"或"给猩红色兑入一点时下流行的细微变化，也就是令人无法直视的火的颜色"（狄德罗，1779）。染色工匠不论是造手套还是做香料都使用姜黄的根状茎，连铸造厂给金属染色也用它。不过，使用姜黄染色最广泛的还是亚洲，他们在染丝或染棉的时候需要配合使用媒染剂明矾。

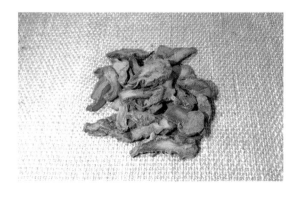

功效|性味

姜黄，味辛、苦，性温，归肝、脾经，可破血行气，通经止痛。药理研究表明，本品对消化系统有保护作用，可增加心脏冠脉血流量，还能抗凝血和抑制血小板聚集，有保肝、利胆、抗菌、抗炎、抗肿瘤、抗艾滋病、降血脂、抗病原微生物及抗病原虫、加快创伤愈合、抗突变等作用。可用治心腹痞满胀痛、癥瘕、妇女血瘀经闭、产后瘀停腹痛、跌打损伤、痈肿等。

养生|药食

1. 推气散（《济生续方》）

配方 姜黄（洗）、麸炒枳壳（去瓤）、桂心（去粗皮，不见火）15g，炙甘草6g。

制法 上为细末。

服法 每服6g。姜汤或热酒调服，不拘时候。

效用 疏肝理气，开胃，助消化。治右胁疼痛，胀满不食。

养生指导 姜黄可破血行气，有保肝功效；麸炒枳壳可治胸闷下气，开胃进食；桂心可治疗噎膈腹满；炙甘草可补脾和胃。四者合用可疏肝理气，开胃助运，治疗右胁疼痛，促进胃肠道蠕动。

2. 心痛：姜桂散（《圣济总录》）

配方 姜黄30g，桂心（去粗皮）90g。

制法 上二味，捣罗为细散。

服法 每服6g，醋汤调下。

效用 活血行气，温中止痛。

养生指导 姜黄可破血行气，通经止痛，桂心可治疗九种心痛，二者合用，以醋送服，可促进血液循环，从而达到治疗心痛的目的。

3. 牙疼：姜黄散 (《景岳全书》)

配方 姜黄、白芷、细辛等份。

制法 上为粗末。

用法 适量擦患处，须臾吐涎，以盐汤漱口。

效用 通经络，止疼痛。治牙痛不可忍。

养生指导 姜黄可通经止痛，白芷消肿排脓、止痛，细辛散寒止痛，三者均有止痛效果，合用擦患处一段时间后，用盐漱口可进一步消炎杀菌，达到缓解牙痛的效果。

注意事项

本品破血力较强，血虚者及孕妇慎服。

荜茇

荜茇，首见于南北朝时期的《雷公炮炙论》，为胡椒科植物荜茇的未成熟果穗。每年9~10月间，果实由黄变黑时摘下，晒干。荜茇大辛大热，自古以来就是温中散寒的要药，唐代李亢所著《独异志》记载：唐朝贞观年间，太宗李世民苦于痢疾缠身，医治无效，下诏重赏求治。一小官名张宝藏者，自己患痢疾，久治不愈，用牛乳、荜茇饮服而愈，便应诏自荐献方。太宗服后病愈，龙颜大喜，便令宰相魏征授予张宝藏为五品官，魏征不服，没有及时落实。1个月后，太宗病复发，又服其药，药到病除，问献方人五品为何不办？魏征惊推说："不知是五品文，还是五品武，故未授。"太宗大怒："能治好宰相病，能封三品，治好我的病，连五品官都不能授，难道我不如你们吗？"随即封张宝藏三品，为鸿胪寺卿（鸿胪寺卿主管朝祭礼仪）。此方由波斯传入中国，方中牛奶性凉，有补益虚损、润大肠治痢之功，而荜茇味辛大热，可

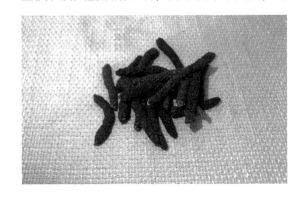

温中暖胃，多用来治呕吐泄泻、胃寒腹痛。明代医家李时珍认为："乳煎荜茇，治气痢有效，盖一寒一热，能和阴阳耳。"现代研究发现荜茇含有挥发油，可抑制痢疾杆菌，牛乳润大肠，利于排大肠之毒。后有打油诗：牛乳煎荜茇，三品圣旨下。寒起皆可投，异香味辛辣。心腹冷痛刺，煮粥常用它。

功效｜性味

荜茇，味辛，性温，归脾、胃经。有温中散寒，下气止痛的功效，主含胡椒碱、挥发油等成分。其醇提取物具有抗溃疡、抗心肌缺血作用，其挥发油能抗心律失常、调血脂，并能抑制中枢神经。本品还有镇静、镇痛、解热、广谱抗菌、对冠状血管和肠管平滑肌有很强的松弛作用等。内服用治脘腹冷痛、呕吐、泄泻、偏头痛；外治牙痛。另外荜茇捣细为散，每于食前用清粥饮调下半钱，可治痰饮恶心。

养生｜药食

1. 蛀牙牙痛：荜茇丸 《圣济总录》

配方 荜茇、胡椒。

制法 上二味等份，捣罗为末，化蜡丸，如麻子大。

用法 每次用一丸，纳蛀孔中。

效用 消炎，杀虫，止痛。治牙痛。

养生指导 荜茇、胡椒大辛大热，可镇痛消炎，二者为末纳入蛀牙孔中，可麻痹神经，杀虫止痛。

2. 心腹冷痛：荜茇粥 (《医方类聚》卷九十四引《食医心镜》)

配方 荜茇4g，胡椒4g，桂心4g，米60g。

制法 上煮作粥，下荜茇等末，搅和。

服法 空腹食用。

效用 温中散寒，下气止痛。用于心腹冷气刺痛，腹胀不能下食。

养生指导 荜茇辛热而无毒，专入脾胃经，温胃散寒，下气止痛；胡椒入胃及大肠经，功同荜茇；桂心可治疗心痛。三者一并煮粥，温中散寒，行气止痛，可改善心腹冷气刺痛、腹胀不能下食的症状。

3. 温胃散寒：荜茇粥 (《养老奉亲》卷一)

配方 荜茇末2合，胡椒末1分，青粱米4合（淘）。

制法 米煮至粥熟，下2味调之。

服法 空腹食用，常服尤效。

效用 温中，散寒，止痛。主治老人冷气心痛、胃寒呕吐、食欲不振、脘腹疼痛、肠鸣泄泻等。

养生指导 方中荜茇大辛大热而无毒，专入脾胃经，温胃散寒，下气止痛；胡椒入胃及大肠经，功同荜茇。二者一并煮粥，其温中散寒之力颇强，且与米配合，煮粥食用，还能温中补虚，健脾暖胃，同时也能使荜茇、胡椒的散寒作用缓慢发挥，以提高疗效。

注意事项

实热郁火、阴虚火旺者均忌服。

肉苁蓉

补肾润肠

肉苁蓉，见于《神农本草经》，列当科植物肉苁蓉或苁蓉、迷肉苁蓉等的肉质茎，本品春、秋均可采收，但以3~5月间采者为好，过时则中空。春季采者，通常半埋于沙土中晒干，商品称为"甜大芸""淡大芸"或"淡苁蓉"。秋采者，因水分多，不易晒干，须投入盐湖中1~3年后，取出晒干，称为"盐大芸""咸大芸"或"咸苁蓉"。

中国文学大家能将药材中引申的含义很巧妙地运用到生活当中，听闻宋朝苏轼就有这样一则小故事：北宋著名史学家刘贡父请苏轼等文人学士喝酒，苏轼的子弟有事找他回家，苏便起身告辞，此刻刘贡父正喝得高兴，意欲挽留，笑曰："幸早里，且从容。"苏轼不假思索，答道："奈这事，须当归。"在座宾客们听见这般对答，都纷纷称赞两位才智过人，出口成对。原来，刘贡父的出句表面意思是时间还早，不要着急，这六字中却包含了三味水果和一味中药，即杏、枣、李和苁蓉。而苏轼的下联中也有三味水果一味中药，即柰（苹果）、蔗（甘蔗）、柿（柿子）和当归。（《大家健康》2013年12期）

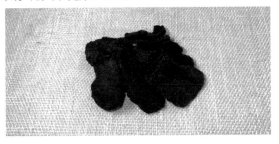

性味功效

肉苁蓉，味甘、咸，性温，归肾、大肠经，可补肾助阳，润肠通便，用于阳痿、不孕、腰膝冷痛或筋骨无力。如以本品配伍熟地黄、菟丝子、五味子等，治肾虚精亏，肾阳不足所致的阳痿；配伍鹿角胶、当归、熟地黄、紫河车治精血亏虚不能怀孕；配伍巴戟天、萆薢、杜仲等治腰膝冷痛，筋骨无力，如金刚丸。本品能润肠通便，可用于肠燥津枯之大便秘结，亦可与火麻仁、沉香同用，如润肠丸，也可大剂量煎汤服。

药食养生

1. 元气虚弱：苁蓉粥 《史载之方》

配方 肉苁蓉 4g，米 50g。

制法 先洗苁蓉令净，切极细，同米用水 2 碗以上，煮作稀粥，既熟，入少许葱，并薄入盐、酱调和。

服法 空腹食用 3~4 盏。

效用 补肾助阳，填精益血，补脾益气。适用于元气虚弱，肾水空虚，胃无津液，大府涩迟，六脉微而虚者。

养生指导 肉苁蓉补肾阳，益精血，与米配合，煮粥食用，还能温中补虚，健脾暖胃，故此方可补充胃肾之气，补益元气。

2. 温肾阳：苁蓉粥 《史载之方》

配方 白羊肉 60g（切），肉苁蓉（水洗，切）15g，粳米 150g，鹿角胶（炒燥）10g，葱白（切）7 茎，鸡子 2 枚。

制法 羊肉、肉苁蓉、粳米、葱白汁共煮粥，临熟下鹿角胶、鸡子。

服法 空腹食之。

效用 补肾，温阳，散寒。用治久积虚冷，阳气衰乏。

养生指导 本方以肉苁蓉、鹿角胶及羊肉补肾阳、益精血。用于肾虚精血不足，阳痿遗精、早泄，妇女宫寒不孕，腰膝酸痛。这些食材相互搭配可以补气血壮阳益精，还有调经的功效。

3. 润肠通便：苁蓉麻子仁膏

配方 肉苁蓉 15g，火麻仁 30g，沉香 6g。

制法 苁蓉、火麻仁煎水，沉香后下，一同煎取浓汁，加入约等量炼蜜，搅匀，煎沸收膏。

服法 每次食 1~2 匙。

效用 润肠通便。

养生指导 本方以苁蓉、火麻仁润肠通便，沉香行气除胀，蜂蜜润肠，用于津枯肠燥，便秘腹胀。

事项 注意

本药可助阳、滑肠。阴虚火旺及大便泄泻者忌用，胃肠有实热之大便秘结者亦不宜用。

生姜出自《名医别录》，又名鲜姜，为姜科植物姜的新鲜根茎。秋、冬二季采挖，除去须根及泥沙。

生姜：除去杂质，洗净，用时切厚片。

姜皮：取净生姜，削取外皮。

传说很久以前，天宫神医吕纯阳曾装扮成游方道士到人间采药。一天，他路过一村庄，见路边一老婆婆手捂肚子翻滚呻吟，即从葫芦里倒出3粒药丹给老婆婆服下。不料，老婆婆服药后不但不见效，反而病情更加恶化，吕纯阳急得满头大汗，束手无策。这时，一赤脚白头老翁闻声而至，伸手摸摸老婆婆的额头，又搭搭脉说："是风寒攻心，我取点药马上就来。"说罢拿把锄头到屋后挖起一枝绿叶小草，将其根部黄色块状的物体切片加水，煮开后放上红糖，让老婆婆喝下。老婆婆喝下后顿时周身汗出，腹痛消失。老婆婆称赞说："姜老头，你真

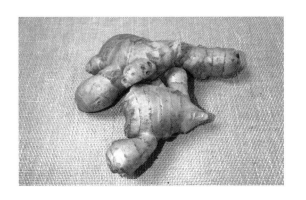

行，药比天上的吕仙翁还灵！"吕纯阳看老婆婆把姜老头捧得那么高，气得浑身发抖，决心要对姜老头报复。他把一条火赤练毒蛇变作一只大鳖，令其爬向姜老头，姜老头打死了大鳖，回家煮熟后下酒。吕纯阳心中得意，等待着姜老头中毒的消息，谁知姜老头不但没有中毒，反倒越活越精神。吕纯阳按捺不住，去问个究竟。姜老头笑着说："鳖毒怕什么，3 片黄姜解百毒。"说完摸出一片黄色的东西，正是给老婆婆吃过的药。吕纯阳折服了，把自己葫芦里的药倒了个精光，发誓再不来人间显示他的医术。人们为了感谢姜老头，即把黄姜叫老姜。(《中医中药轶事珍闻》)

性味功效

生姜味辛，微温，归肺、脾、胃经，具有散寒解表、降逆止呕、化痰止咳的功效，用于风寒感冒、胃寒呕吐、寒痰咳嗽、胀满、泄泻等。《药性类明》："生姜去湿，只是温中益脾胃，脾胃之气温和健运，则湿气自去矣。其消痰者，取其味辛辣，有开豁冲散之功也。"《药品化义》："生姜辛窜，药用善豁痰利窍，止寒呕，去秽气，通神明。"

养生药食

1. 呕吐：姜茶 (《中国药茶大全》)

配方 红茶 1~3g，鲜生姜 3 片。

制法 将上 2 味以沸水冲泡，加盖闷泡 3~5 分钟即可。也可用鲜姜 15g 取汁调茶服。

服法 代茶温饮，每日服用 1~2 剂。

效用 本品具有温中和胃、降逆止呕的功效。

养生指导 生姜具有辛散温通的作用，能够温胃散寒，和中降逆，有"呕家圣药"之称，对呕吐、恶心效果较好。因本品可助火伤阴，故胃痛见胃脘灼热、泛酸嘈杂、口干口苦、舌红苔黄表现为阴虚内热者不宜服用。

2. 解鱼蟹中毒：生姜紫苏汤 (《小偏方妙用》)

配方 生姜 15g，紫苏 15g。

制法 将上两味药加水适量煎煮 10 分钟左右，去渣温服。

服法 鱼蟹中毒时服用。

效用 和胃解毒，治疗食物中毒，特别是对鱼蟹毒有特效。

养生指导 据《日用本草》载："生姜……入肺开胃，去腹中寒气，解臭秽，解菌草诸物毒""紫苏性温味辛，有发表散寒、理气、和营的功效，能治心腹胀满，并能解鱼蟹毒"。两味药合用共达温中和胃，解毒止痛的作用。

注意事项

阴虚内热者忌服。

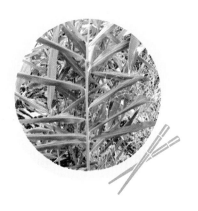

砂仁

有关砂仁的最早记载应为唐代,《药性论》云:"缩沙蜜君出波斯国,味苦、辛,主冷气腹痛,止休息气痢、劳损,消化水谷,温暖脾胃。"唐以前医药书籍记载的缩沙蜜即为现今的缩砂仁,其为姜科植物阳春砂、绿壳砂或海南砂的干燥成熟果实。夏、秋二季果实成熟时采收,晒干或低温干燥。本品常用于湿浊中阻、脘痞不饥、脾胃虚寒、呕吐泄泻、妊娠恶阻、胎动不安等,尤其对浅表性胃炎、十二指肠溃疡、胃胀胃痛有特效。平时经常食用砂仁则有养胃健脾,暖肺养肾的保健作用。

在广东阳春有这样一个传说:当地发生过一次牛瘟,很多耕牛都病死了。方圆数百里内,只有一个村子的耕牛没得牛瘟。当地的人就非常好奇,便去探究这些牛都吃了什么。顺着牧童指的方向,大家到那里一看,满山遍野都长着一种草,这种草的叶子有奇特的香气,根底

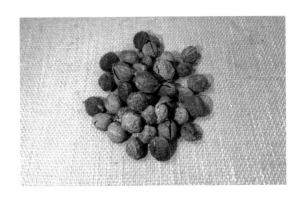

部还结着果实，就像姜一样，原来这就是姜科植物砂仁。大家把砂仁拔出来，摘几粒果实，放在口中嚼嚼，一股奇特的香味迅速冲人胃肠，觉得非常舒畅，而且吃完后容易放屁，胃口大开。大家就想，既然牛吃了这种草不会得牛瘟，不会上吐下泻，那么人是不是也可以服用呢？于是人们把这些草药采回家，发现那些吃了生冷瓜果或者受了风寒引起胃脘部胀痛的病人，出现不想吃饭、容易饱胀、呃气的症状，也就是湿阻气机，就用一味砂仁，泡水当茶喝。想不到喝后，胃胀消，风寒散，连连放屁，身心轻松，神清气爽。(《中药的故事》)

砂仁味辛，性温，入脾、胃、肾经，具有化湿开胃、温脾止泻、行气宽中及安胎的功效，用于湿阻气滞、脘腹胀满、不思饮食、恶心呕吐、腹痛泄泻、妊娠恶阻及胎动不安等证。《本草汇言》："砂仁，温中和气之药也。若上焦之气梗逆而不下，下焦之气抑遏而不上，中焦之气凝聚而不舒，用砂仁治之，奏效最捷。"《药性论》："主冷气腹痛，止休息气痢，劳损，消化水谷，温暖脾胃。"砂仁不仅是一味较常用的中药，也是火锅、麻辣烫、卤味等烹饪中常用的食用调味剂。

1. 妊娠腹痛：砂仁葱汤 (《经验各种秘方辑要》)

配方 砂仁 5g（捶碎），葱白 10 段。

制法 砂仁捶碎备用，葱白洗净备用。砂仁放入砂锅中，加清水浸泡半天，加葱白，煮约 20 分钟即成。

服法 一日一剂，顿服。三日无效者停服就医。

效用 行气止痛，温脾化湿。

养生指导 砂仁具有化湿行气、温中止泻、安胎的作用。大多数腹痛多为气血滞涩不通所致，所以用砂仁顺气于下，葱白顺气于中，气行血利，而痛自止。注意：本品只可用于湿浊阻滞、气机运行不畅导致的妊娠腹痛，其他原因导致的妊娠腹痛或其他原因导致的腹痛，应随证治疗。

2. 消化不良：砂仁粥 （《中国药膳大辞典》）

配方 砂仁 2~3 个，大米 50~75g。

制法 先把砂仁捣碎为细末，再将大米淘洗后放入小锅内，加水适量，如常法煮粥，待粥将熟时，调入砂仁末稍煮即可。

服法 早晚代餐食用。

效用 健脾胃，助消化。

养生指导 砂仁辛散温通，气味芳香，有化湿醒脾、行气温中的功效，为"醒脾调胃要药"。此粥可健脾理气，适合脾胃寒湿气滞所致的食欲不振、食滞不化、气逆呕吐、腹痛胀满、泄泻等消化不良的人群。

3. 脾虚水肿：春砂仁鲫鱼汤 （《中华食疗本草》）

配方 春砂仁末 5g，豆蔻 1 枚打碎制成粉，活鲫鱼 500g（毛重），姜、葱、黄酒、味精、烹调油、食盐适量。

制法 将活鲫鱼宰杀后，去鳞及内脏洗净，悬吊沥水。待锅中油热后将鱼煎至微黄，加葱、姜、清汤及黄酒、味精、食盐用武火煮沸，然后用中火继续煮至鱼汤呈白色，将砂仁末、豆蔻粉用纱布包好投入同煮，待鱼肉熟即可。

服法 佐餐食用。

效用 本品具有健脾补虚、行气利水之功效。

养生指导 砂仁消食开胃，温脾止泻，温胃止呕，行气化湿；豆蔻燥湿健脾，温胃止呕；鲫鱼健脾利湿，滋养脏腑。本方适用于脾胃虚弱、虚寒气胀、脘腹胀痛、食欲不振、脾虚水湿停滞、腹水及水肿等患者，但不宜与芥菜同食，鲫鱼不能与麦门冬同煮。本汤味极鲜美，芳香诱人。

 注意事项

阴虚有热者忌服。

香橼

理气解郁

香橼最早以"枸橼"之名出现在《本草经集注》，枸为多音字，念"jǔ"时多特指"枸橼"，橼也多指枸橼或香橼而少有其他用法。至宋代又称枸橼为"香橼子"，后世本草著作开始以"香橼"作为正名，"枸橼"或"香圆"则作为异名。别名：枸橼、钩缘干、香泡树、香橼柑枸橼、香圆。本品为芸香科植物枸橼或香圆（西南香圆）的干燥成熟果实，秋季果实成熟时采收，趁鲜切片，晒干或低温干燥，亦可整个或对剖两半后，晒干或低温干燥。

枸橼：主产于云南、四川等地。为圆形或长圆形片，质柔韧，气清香，味微甜而苦辛。

香橼：主产于浙江、江苏等地。为类球形、半球形或圆片，气香，味酸而苦。

刘基《郁离子·枸橼第六》记载：梁王遍尝了北方的水果，就去吴国寻访鲜果。吴国人送来了一筐橘子，梁王感觉味道鲜美，再求好

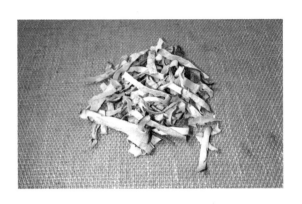

果，吴国人又呈上了蜜柑，梁王吃了觉得超过橘子，于是他判断吴国还有更好的，就派人去吴国暗中察访，果然找到了一种黄澄澄的香果压弯了枝头，于是近前讨尝。主人笑着说：这叫香橼，中看中闻不中吃。使者回国报告梁王，梁王听后亲差使臣去吴国，向吴王讨要香橼。吴王解释香橼食不得，使臣非要不可，吴王只好命人摘来一筐。使臣赶回梁国，献上香橼，大殿上顿时香气四溢。梁王见了又大又黄的香橼，立刻眉开眼笑，命人剥开一个，大咬一口，顿时把梁王酸得流出了眼泪。

香橼味辛、苦、酸，性温，归肝、脾、肺经，具有疏肝理气、宽中、化痰的功效，可用于肝气不舒，脾气壅滞所致的胸胁胀痛、脘腹痞满、呕吐噫气少食、痰多咳嗽等。《本草便读》："香圆皮，下气消痰，宽中快膈。虽无橘皮之温，而究属香燥之品，阴虚血燥之人仍当禁用耳。"香橼与陈皮皆能行气消痰，治湿痰咳逆，但香橼温化痰饮之力不及陈皮，而行散肝胃郁气之力则优于陈皮。

1. 胃痛：佛手香橼大枣茶 （《药食两用话中药》）

配方 佛手 15g，香橼 15g，大枣 10g。

制法 先将佛手、香橼切成细丝，大枣撕开去核，共放于保温杯中，冲入沸水，加盖浸泡 20 分钟。

服法 代茶饮。每日 1 剂。

效用 疏肝解郁，理气止痛。

养生指导 本方中佛手、香橼归肝、脾、肺经，都具有疏肝解郁、理气止痛之功效。适用于胃脘胀痛，痛连两胁，每遇情绪波动而加重，嗳气胸闷，不思饮食者。

2. 久咳：香橼酒 （《中华养生药酒》）

配方 鲜香橼100g，蜂蜜50mL，60度白酒200mL。

制法 将香橼洗净、切碎。加水200mL，放入锅内煮烂后，加入蜂蜜、白酒煮沸，停火。同入细口瓶内，密封贮存1个月后即可饮用。

服法 每次10mL，每日2次。

效用 理气化痰，润肺止咳。

养生指导 方中香橼性味辛、微苦、酸、温，功能疏肝理气，和中化痰。蜂蜜性味甘平，功能补中缓急，润肺止咳，滑肠通便。蜂蜜合酒煮之香橼为剂，则可利痰气而润肺，标本兼顾，用于久咳效果较好。

注意事项

1. 阴虚血燥及孕妇慎服。
2. 气虚久痢者不宜服用。

第二章　热性药食

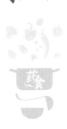

引火归原

肉桂

肉桂，首载于《神农本草经》，被列为上品。是樟科植物肉桂的干燥树皮。广东、广西、云南、海南等地较多。根据剖取部位及品质不同可分为企边桂、板桂、油板桂等。从古代开始，桂皮就成为一种备受称赞的日用品了。在某一时期，相传桂皮比黄金还要珍贵。当罗马皇帝尼禄的妻子去世的时候，他焚烧了能使用一年的桂皮，这种陪葬的方式在当时可以说极为罕见，足以见得当时桂皮的珍贵，而他用此举以彰显逝去的妻子对他的重要性。在 1536 年，当葡萄牙人入侵斯里兰卡时，入侵者要求当地居民进贡桂皮而非金钱。这样，在其后的许多年里，当地的首领每年向葡萄牙进贡将近 100 多吨的桂皮。《非凡之树：63 个传奇树种的秘密生命》

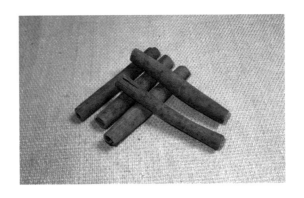

性味功效

肉桂，味辛、甘，大热，归肾、脾、心、肝经。肉桂的主要功能是补火助阳，引火归原。补火助阳是指肉桂可以益阳消阴，是治疗命门火衰的要药，可以治疗老年人因肾阳不足，命门火衰而导致的腰膝酸软、阳痿、宫冷、夜尿多、滑精、遗尿等。引火归原是指肉桂可以使因下焦虚衰而致的虚阳上浮回归原位，即引火归原。凡是出现因元阳亏虚、虚阳上浮导致的虚喘、汗出、面赤、心悸、失眠、脉微弱者，均可考虑使用肉桂。另外对于久病气血亏虚体弱之人，在补益气血的同时可以加入少量肉桂，能起到鼓舞气血生长的功效。

养生药食

1. 视物昏花：肉桂鸡肝汤 《本草纲目》

配方 肉桂 15g，鸡肝 100g。

制法 将备好的肉桂、鸡肝洗净，鸡肝用少许盐腌渍。将处理好的食材放入锅中，加入适量水小火煮熟即可。

服法 不拘时服，吃鸡肝饮汤。

效用 本品可温补脾肾，养肝明目。适用于中老年人的视物昏花、视力减退以及脾肾两虚引起的面色㿠白、神疲乏力、畏寒肢冷、纳少便溏、贫血等。

养生指导 肉桂，性温味辛、甘，古书中记载其可以"温中、坚筋骨、通血脉""大补命门之火"。鸡肝，性温、味甘，补肝肾，对于肝虚、视力昏花、视物模糊有较好的效果。二者合用可温补脾肾，养肝明目，适用于视物模糊、视力减退及脾肾亏虚导致的神疲肢冷、纳少便溏等。但对于有诸如口干舌燥、目赤口苦、便秘溲黄症状的热性体质人群不适合。

2. 手足不温：苹果肉桂汤 *(《广州日报》)*

配方 苹果 2 个，肉桂棒 5g，生姜 20g，猪肉 100g。

制法 将苹果洗净后去皮切块，生姜、猪肉洗净切大块，将备好的苹果、生姜、猪肉放入锅中，加入 1200mL 水，大火煮开后转小火，煮约半小时。最后放入肉桂棒和少量盐焗一下即可。

服法 汤成即可服用。

效用 本品可润燥生津，补火助阳。适用于手脚冰冷，入睡困难的人群。

养生指导 本品中苹果清润生津，可以对抗秋冬的干燥。肉桂和生姜属温燥的材料，用苹果来凉润一下，相互制约又共同发挥作用，适合多数人。

3. 痛经：桂皮山楂糖水 *(《保健药膳》)*

配方 桂皮 6g，山楂肉 9g，红糖 50g。

制法 将备好的桂皮、山楂浓煎取汁，去渣留汁，用红糖调匀即可。

服法 趁热服用，每于月经来潮前服用，每日 1 次，连服 2~3 日。

效用 本品可温经活血止痛。适用于寒凝血瘀者。

养生指导 本品具有温经活血止痛之功。桂皮、红糖可温中理气止痛，山楂可活血祛瘀，三者合用可温经活血止痛。适用于寒凝血瘀痛经人群。

注意事项

1. 不宜与赤石脂同用。

2. 肉桂辛甘大热，故不适用于阴虚火旺、血热妄行及里有实热之人。孕妇慎用。

3.《本草纲目》中记载本品有小毒，故不可过量使用。过量使用容易出现头晕、眼花、眼胀、眼涩、咳嗽、尿少、口渴等反应，经服寒凉药后1~2周才可逐渐消除。

温中散寒

黑胡椒

黑胡椒是胡椒科的一种开花藤本植物，又名黑川，是人们最早使用的香料之一，曾被称为"黑色黄金"，是贵重的贸易货物，最开始作为调料从印度传入中国。胡椒分为白胡椒和黑胡椒两种，黑胡椒粉是未成熟的胡椒直接加工而成，白胡椒粉则是果实完全成熟后采摘加工而成的。黑胡椒的辣味比白胡椒更为浓烈，是以更多用于烹饪内脏、海鲜类菜肴。而白胡椒的药用价值较大，有散寒、健胃的作用，是各类烹饪都可使用的调料。

那么，黑胡椒作为贵重的贸易货物，有多贵重呢？公元 408 年，西歌德人占领了罗马，他们提出索取罗马城的赎金为 5000 磅金子、30000 磅银子、4000 套丝绸长袍和 3000 磅胡椒。而在欧洲中世纪，"他没有胡椒"这句话，常用来描写一个无足轻重的小人物。那时，胡椒可以作妇女的嫁妆、租税，还可以用作对

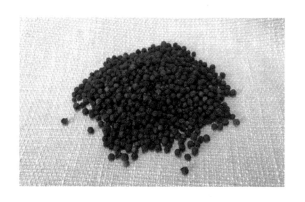

士兵的报酬和奖赏。近代，荷兰和英国冒险者对胡椒的有着特殊的兴趣，他们会为一袋胡椒互相厮杀，为了拥有胡椒，甘愿赴汤蹈火，将种种生命危险置之度外。而在不久以前，装载胡椒的船只，到达西方的任何一个港口，还被看成是件喜事。(《神奇的大自然》)

黑胡椒，味辛，性热，归胃、大肠经，其主要功能温中散寒。温中散寒是指黑胡椒能够温暖中焦脾胃，祛散脾胃中寒。黑胡椒提取物具有抑菌、抗氧化、抗肿瘤作用。《随息居饮食谱》中记载，胡椒"温中除湿，化冷积，止冷痛，去寒痰"。凡是胃外感寒冷或者食用寒凉之物，均可服用黑胡椒，如胃寒腹痛、呕吐泄泻、寒痰积食等。

1. 胃寒型胃炎：八角胡椒牛肉汤 (《药疗不如食疗》)

配方 牛肉500g，八角12粒，胡椒15g，料酒、花生油、酱油、精盐、味精各适量。

制法 将牛肉洗净，切成薄片，放入碗内，加入料酒、花生油、酱油、精盐、味精腌制约30分钟；把八角、黑胡椒研成粉末；将砂锅洗净加入适量水，烧开，放入牛肉、八角和胡椒，改用文火熬3小时，调味即成。

服法 热服，分餐食用。

效用 温中散寒，理气和胃。适用于寒客脾胃之证，对于胃及十二指肠溃疡、胃炎患者有较好辅助治疗效果。

养生指导 本品对于脾胃有寒者有较好的辅助治疗作用。方中牛肉益气养脾胃，八角温阳散寒，理气止痛，黑胡椒温中散寒，三者合用温中散寒，理气和胃止痛，助温暖中焦之土，缓解胃中冷痛。

2. 虚寒疝气：**胡椒羊肉汤** (《食疗是最好的偏方》)

配方 胡椒 10g，羊肉 500g，食盐、生姜少许。

制法 胡椒、生姜、羊肉同炖，至肉熟烂，加食盐即可。

服法 热服，分餐食肉喝汤。

效用 益气补虚，暖下散寒。适用于虚寒疝气患者。

养生指导 中医认为疝气是因为感受寒邪或肝气郁结气机不畅或小儿先天不足、年老气血虚弱，气虚下陷，升提失职，或痰湿久留不愈，流入下焦，郁结不化，注入肝经、任脉所致。此药膳中羊肉可治脏气虚寒，生姜温中，黑胡椒温中散寒，三者合而用之可温下散寒，益气补虚。

3. 胃寒疼痛：**胡椒姜枣暖胃汤** (《中国食疗大全》)

配方 胡椒 5g，生姜 30g，大枣 15g。

制法 将胡椒、生姜、大枣以水煎之。

服法 顿服，食枣饮汤。

效用 温中和胃，散寒止痛。适用于胃寒性疼痛。

养生指导 机体受寒或贪食寒凉食物，致胃中寒凉拘急冷痛，可服用此方。方中生姜温中散寒，大枣食之补脾益气，黑胡椒温中散寒，三者合用既散胃中冷痛又补益中气，对于胃中虚寒冷痛者尤佳。

1. 本品吃少量能增进食欲，大量则刺激胃黏膜，引起充血性炎症。据李时珍的亲身体验，常食胡椒，能使眼睛昏涩。

2. 黑胡椒含有少量的黄樟脑，这是一种致癌物质，故而不能大量食用。

3. 阴虚火旺及孕妇、女性月经期不宜食用胡椒，可能会引起不良反应。

干姜

干姜出自《神农本草经》，又名白姜、均姜。为姜科植物姜根茎的干燥品。

干姜：取原药材，除去杂质，略泡，洗净，润透，切厚片或块，干燥，筛去碎屑。

炮姜：先将净河砂置炒制容器内，用武火炒热，再加入干姜片或块，不断翻动，炒至鼓起，表面呈棕褐色，取出，筛去砂，晾凉。

姜炭：取干姜块，置炒制容器内，用武火加热，炒至表面焦黑色，内部棕褐色，喷淋少许清水，灭尽火星，略炒，取出晾干，筛去碎屑。

相传，清代名医吴鞠通一日踏青于郊外，遇众人围观一倒地农妇，他出于医生的职责，便上前诊视。该农妇四肢厥冷，脉微细欲绝，问守候在旁的其夫，方知她连日泄泻，腹痛怕冷，今晨昏厥，至此还未神清。吴鞠通因游春在外，未带救治药针，忽想起身边有"佩姜"一块，遂解予其夫，命速煎汤给患者服下。农妇饮下姜汤后，不

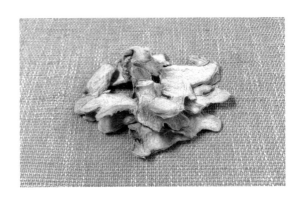

一会儿工夫就眼开、肢温并翻身坐起，观者无不惊奇，称吴为"神医救命"。原来，吴鞠通的这块"佩姜"即是干姜。(《中医中药轶事珍闻》)

干姜味辛，性热，归脾、胃、肾、心、肺经，具有温中散寒、回阳通脉、燥湿消痰、消痰下气的功能，用治胃腹冷痛胀满、虚寒吐泻、肢冷脉微、寒饮喘咳、风寒湿痹。干姜能守能走，故对中焦寒邪偏盛而兼湿者以及寒饮伏肺的喘咳颇为相宜。又因为本品力速而作用较强，故用于回阳救逆，其效甚佳。《本草求真》："干姜，大热无毒，守而不走，凡胃中虚冷，元阳欲绝，合以附子同投，则能回阳立效，故书有'附子无姜不热'之句，仲景四逆、白通、姜附汤皆用之。"

炮姜味苦、辛，性温，具有温中散寒、温经止血的功用。其辛燥之性较干姜弱，温里之力不如干姜迅猛，但作用缓和持久，且长于温中止痛、止泻和温经止血。可用于中气虚寒的腹痛、腹泻、虚寒吐血、便血、崩漏、产后瘀血腹痛。《医学入门》："炮姜，温脾胃，治里寒水泄，下痢肠澼，久疟，霍乱，心腹冷痛胀满，止鼻衄，唾血，血痢，崩漏。"

姜炭味苦、涩，性温，归脾、肝经，其辛味消失，守而不走，长于止血温经。其温经作用弱于炮姜，固涩止血作用强于炮姜，可用于各种虚寒性出血且出血较急，出血量较多者。

1. 寒性痛经：姜枣红糖水 (《家庭药膳全书》)

配方 干姜、大枣、红糖各30g。

制法 将前两味洗净，干姜切碎末，大枣去核，加红糖煎。

服法 喝汤，吃大枣。

效用 具有温经散寒的功效。

养生指导 本方可适用于寒性痛经。红糖具有补血、散瘀、暖肝、祛寒等功效，干姜有补中散寒、缓解痛经的功效。二药合用，能补气养血，温经活血。

2. 脘腹冷痛、呕吐泄泻：干姜粥《本草纲目精编彩图版》

配方 干姜 3~6g，粳米 100g。

制法 先将干姜研成末（或煎汁去渣），再将洗净的粳米与姜末（或姜汁）同入开水锅内熬粥，粥熟即可食用。

服法 每日早、晚服用。

效用 温中回阳，温肺化饮。

养生指导 适用于脘腹冷痛，呕吐泄泻，或咳嗽气喘，形寒背冷，痰多清稀等。干姜具有温中散寒、回阳通脉、温肺化饮的功效；粳米，入脾胃经，具有健脾胃、补中气之功效。二者合用，温中回阳，温肺化饮。注意：发热之时以及阴虚内热不宜选用。

事项 注意

阴虚内热、血热妄行者禁服。孕妇慎服。

主要参考文献

[1]周文东.药食同源日常应用3000例[M].重庆:重庆出版社,2015.

[2]王孟英.随息居饮食谱[M].西安:三秦出版社,2005.

[3]洪巧瑜,樊长征,卜训生,等.药食同源与健康[M].北京:中国中医药出版社,2016.

[4]忽思慧.饮膳正要[M].北京:中国书店,1993.

[5]许广里.民间小验方[M].长春:吉林科学技术出版社,1999.

[6]余瀛鳌,陈思燕.一味药增颜值[M].北京:中国中医药出版社,2017.

[7]雷子.食疗是最好的偏方[M].北京:中国古籍出版社,2008.

[8]高学敏.中药学[M].北京:中国中医药出版社,2007.

[9]寇宗奭.本草衍义[M].北京:中国医药科技出版社,2019.

[10]周鸿飞,吴翠娟,辛达潼,等.百病食疗偏方1100[M].石家庄:河北科学技术出版社,1992.

[11]葛可久.十药神书[M].北京:中国医药科技出版社,2020.

[12]严用和.严氏济生方[M].北京:中国医药科技出版社,2012.

[13]姚俊.经验良方[M].北京:人民军医出版社,2009.

[14]张瑞贤,紫轩.养生百草[M].南宁:广西科学技术出版社,2009.

[15]周祯祥,唐德才.中药学[M].北京:中国中医药出版社,2016.

[16]于康.高血压营养食谱[M].重庆:重庆出版社,2007.

[17]张山雷.本草正义[M].太原:山西科学技术出版社,1999.

[18]谭兴贵.百病食疗方[M].济南:山东科学技术出版社,2004.

[19]姚海扬.中国经典保健药膳[M].深圳:海天出版社,2006.

[20]向前福.食疗大观[M].武汉:湖北科学技术出版社,2015.

[21]李永来.中华食疗[M].哈尔滨:黑龙江科学出版社,2012.

［22］林敬.高脂血症食疗与养生［M］.上海：上海科学技术文献出版社，2011.

［23］毛登峰.民间验方［M］.桂林：广西师范大学出版社，2011.

［24］国家药典委员会.中国药典［M］.北京：中国医药科技出版社，2015.

［25］何国梁，谭国辉.中华上品药材养生大全［M］.广州：广州出版社，2006.

［26］俞小平，黄志杰.中国益寿食谱［M］.北京：科学技术文献出版社，2002.

［27］王者悦.中国药膳大辞典［M］.大连：大连出版社，2002.

［28］夏翔，施杞.中国食疗大全［M］.上海：上海科学技术出版社，2006.

［29］王士雄.随息居饮食谱［M］.天津：天津科学技术出版社，2002.

［30］马清钧，王淑玲.常用中医现代研究与临床［M］.天津：天津科技翻译出版公司，1995.

［31］赵静，陈詻.中药饮片临床应用与辨析［M］.北京：中国中医药出版社，2015.

［32］谢宗万，范崔生，朱兆仪，等.全国中草药汇编［M］.北京：人民卫生出版社，1996.

［33］鲁涤非.花卉学［M］.北京：中国农业出版社，2001.

［34］李时珍.本草纲目［M］.北京：中国中医药出版社，1999.

［35］张明，郑心.中草药的美丽传说·读故事知中医丛书［M］.北京：中国中医药出版社，2018.

［36］何谏撰.生草药性备要［M］.北京：中国中医药出版社，2015.

［37］黄仲华.中国调味食品技术实用手册［M］.北京：中国标准出版社，1991.

［38］约翰·杰拉德.本草要义改订版［M］.上海：华东师范大学出版社有限公司，2018.

［39］陈嘉谟.本草蒙筌［M］.北京：中医古籍出版社，2009.

［40］尚黛尔·德尔凡，埃里克·吉通.染色植物［M］.林苑译.上海：生活·读书·新知三联书店，2018.

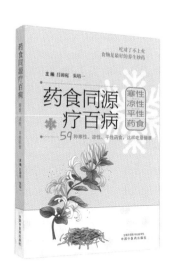

　　本书依据国家卫生健康委公布的《既是食品又是药品的物品名单》编写而成。

　　怎么吃不上火、百病消？本书中系统地介绍了59种寒性、凉性、平性药食的功效、特点，在日常生活中的应用方法和注意事项，根据中医理论并结合作者的临床经验，提供简明实用的养生指导，希望能够帮助读者正确应用这59种药食同源物品，解决身体早期不适症状，自我养生保健。

　　本书语言通俗，方法便利，药食易学易做，只要对证，小毛病一吃就灵，小不适一用就好，是百姓厨房必备的"红宝书"。